SUR L'ÉLIMINATION

ET

LA RÉTENTION DE L'URÉE

DANS L'ORGANISME MALADE

PAR

Le Docteur Georges PAISSEAU

Ancien interne des Hôpitaux de Paris

PARIS

G. STEINHEIL, ÉDITEUR

2, RUE CASIMIR-DELAVIGNE, 2

1906

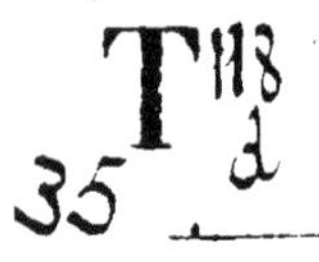

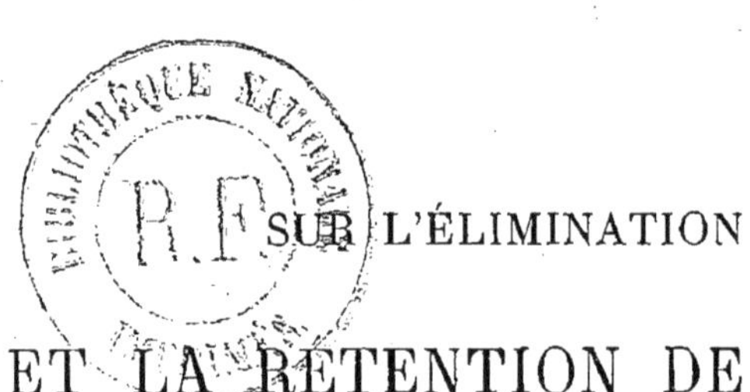

SUR L'ÉLIMINATION

ET LA RÉTENTION DE L'URÉE

DANS L'ORGANISME MALADE

DU MÊME AUTEUR :

Rétropéritonite cancéreuse. *Société anatomique*, 30 janvier 1903.

Sarcome secondaire du larynx (en collaboration avec M. Caboche). *Société anatomique*, 19 juin 1903 et *Archives des maladies de l'oreille et du larynx*, t. XXIX, 1903.

Œdème provoqué par les injections salines dans l'athrepsie (en collaboration avec M. Achard). *Société médicale des Hôpitaux*, 3 juillet 1903.

Chloruration et déchloruration dans l'ascite d'origine cirrhotique et cardiaque (avec M. Achard). *Société médicale des Hôpitaux*, 6 novembre 1903.

Injection saline massive suivie de mort (avec M. Achard). *Société médicale des Hôpitaux*, 4 décembre 1903.

Méningite guérie (avec M. Achard). *Tribune médicale*, 13 février 1904.

Altérations cellulaires produites par les injections hypotoniques et hypertoniques (avec M. Achard). *Société de biologie*, 26 mars 1904.

Accidents méningés avec lymphocytose arachnoïdienne dans la fièvre typhoïde (avec M. Achard). *Société médicale des Hôpitaux*, 15 avril 1904.

Hémorragie méningée avec ictus suivie de paralysie de la 3e paire (avec M. Achard). *Société médicale des Hôpitaux*, 29 avril 1904.

A propos de l'œdème expérimental (avec M. Achard). *Société de biologie*, 7 mai 1904.

Elimination comparée du bleu de méthylène et de l'urée (avec M. Achard). *Société de biologie*, 28 mai 1904.

Sur quelques effets physiques de la rétention de l'urée (avec M. Achard). *Société de biologie*, 25 juin 1904.

La rétention de l'urée dans l'organisme malade (avec M. Achard). *Semaine médicale*, 6 juillet 1904.

Action comparative du régime carné et du régime amylacé sur la rétention des chlorures et de l'urée (avec M. Achard). *Société médicale des Hôpitaux*, 22 juillet 1904 et *Tribune médicale*, 23 juillet 1904.

Embolie pulmonaire bénigne, précédant la phlegmatia puerpérale (avec M. Achard). *Tribune médicale*, 15 octobre 1904.

Maladie d'Addison chez un enfant de 13 ans (avec M. Nobécourt). *Société de Pédiatrie*, octobre 1904.

Sur les effets des injections massives de solutions diversement concentrées (avec MM. Achard et Gaillard). *Archives de médecine expérimentale*, janvier 1905.

Rupture de l'aorte (avec M. Achard). *Presse médicale*, 23 mars 1905.

Sur un cas d'achondroplasie fruste (avec M. Nobécourt). *Société de Pédiatrie*, avril 1905.

Du rôle du bacille de Pfeiffer dans la grippe au cours d'une épidémie hospitalière (avec M. Nobécourt). *Archives générales de médecine*, 25 avril 1905.

La pression osmotique et les éléments urinaires (avec MM. Achard et Gaillard). *Société de biologie*, 6 mai 1905.

Agonie lucide terminant, au bout d'un an, chez une phtisique, un accès de mélancolie avec catatonie consécutif au rhumatisme et à la chorée (avec M. Achard). *Société de neurologie*, 11 mai 1905.

Lésions de l'intestin, du foie, des reins, provoquées chez le lapin par le séléniate de soude en ingestion gastrique (avec M. Nobécourt). *Société de biologie*, 8 juillet 1905.

Tonolyse cellulaire par injections massives de solutions diversement concentrées (avec M. Achard). *Archives de médecine expérimentale*, juillet 1905.

SUR L'ÉLIMINATION

ET

LA RÉTENTION DE L'URÉE

DANS L'ORGANISME MALADE

PAR

Le Docteur Georges PAISSEAU

Ancien interne des Hôpitaux de Paris

PARIS

G. STEINHEIL, ÉDITEUR

2, RUE CASIMIR-DELAVIGNE, 2

1906

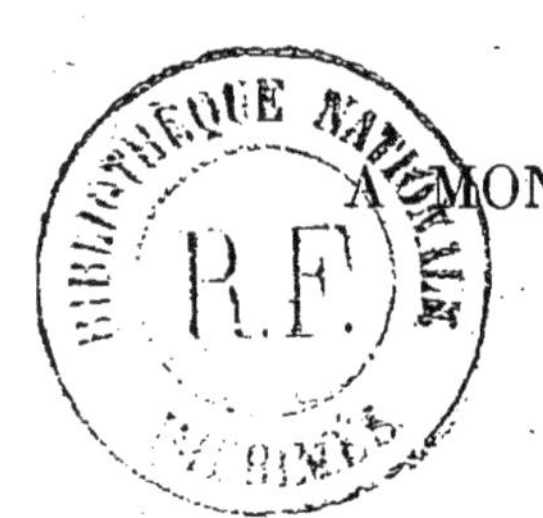

A MON MAITRE ET PRÉSIDENT DE THÈSE

M. le Professeur HUTINEL

en témoignage de profonde reconnaissance pour l'intérêt qu'il m'a témoigné.

A MON PREMIER MAITRE DANS LES HOPITAUX

M. LE DOCTEUR TAPRET

A MES MAITRES DANS L'INTERNAT

M. le DOCTEUR GOURAUD (1901-1902)
M. le DOCTEUR TAPRET (1902-1903)
M. le PROFESSEUR AGRÉGÉ ACHARD (1903-1904)
M. le PROFESSEUR HUTINEL (1904-1905)

A M. le PROFESSEUR LANNELONGUE
Membre de l'Institut

A MES AUTRES MAITRES DANS LES HOPITAUX
ET DANS LES LABORATOIRES

MM. les DOCTEURS DUGUET, LUCAS-CHAMPIONNIÈRE, FLORAND, MACAIGNE, SOUQUES, G. LYON, GAILLARD, NOBÉBOURT, CASTAIGNE, DOMINICI.

INTRODUCTION

Les travaux de M. Achard sur le mécanisme régulateur de la composition du sang ont attiré l'attention sur l'importance considérable du rôle joué par les chlorures dans le maintien de l'équilibre physique normal des milieux organiques.

La diffusibilité extrême que ce corps doit à la petitesse de ses molécules fait qu'il constitue la « monnaie des échanges » de l'organisme, l'élément indispensable pour maintenir l'uniformité de la concentration de ses humeurs vers lequel il tend sans cesse.

La double notion de la rétention des chlorures et de la fixation d'eau qu'ils déterminent ont amené MM. Achard et Loeper à considérer le pouvoir hydropigène comme une des propriétés les plus importantes des chlorures et la production des œdèmes comme une des conséquences les plus intéressantes de leur rétention.

Quelque temps après, transportant heureusement ces faits sur le terrain thérapeutique, M. Widal mettait cliniquement hors de doute le rôle du chlorure dans la pathogénie des œdèmes de la néphrite parenchymateuse et montrait tout le bénéfice qu'on peut tirer de la cure de déchloruration dans cette maladie.

Mais la question risquait de perdre en portée générale ce qu'elle gagnait en précision, la rétention des chlorures devenant pour MM. Widal, Lemierre et Javal le fait d'un organe, le rein, et d'une lésion de cet organe, la néphrite parenchymateuse.

Les faits n'allaient pas tarder à élargir cette conception et le rôle des chlorures était successivement rappelé dans les ascites de causes diverses, l'asystolie, les différentes néphrites, les œdèmes d'origine intestinale, rendant à la théorie de M. Achard son caractère général.

En présence des effets remarquables obtenus avec le régime déchloruré de M. Widal, le rôle principal joué par les chlorures parut exclusif, leur rétention résumait dès lors, à elle seule, toutes les rétentions, et la richesse des régimes en sel toute la diététique au cours des affections œdémisantes.

Cependant, cette rétention n'est pas la seule qu'engendre l'état morbide et, parmi d'autres substances retenues, l'urée semble mériter une étude spéciale à un double point de vue.

Tout d'abord le mode de son excrétion fait de son élimination une conséquence directe du fonctionnement du rein, étroitement liée à l'état de sa perméabilité; la rétention des chlorures éliminés au contraire par filtration est un phénomène dont le mécanisme est tout différent et dont le siège doit être recherché dans les tissus.

En outre, sans faire jouer à l'urée un rôle d'importance comparable à celui des chlorures, sans vouloir revenir aux idées anciennes sur la toxicité de l'urée, la rétention de cette substance ne saurait être tenue pour négligeable dans ses conséquences.

L'intérêt que présente l'étude de l'urée réside donc à la fois dans son élimination, parce qu'elle constitue le principe normal de l'urine qui cliniquement renseigne le plus exactement sur la perméabilité rénale ; et dans les conséquences de sa rétention, parce qu'en dehors des actions physiques de l'urée retenue, les recherches de MM. Achard et Gaillard ayant montré que la rétention de diverses substances était capable de déterminer une rétention secondaire des chlorures par afflux d'eau salée ; l'urée, en raison des quantités considérables qui peuvent s'en accumuler dans l'organisme, peut être considérée comme une cause importante de cette rétention secondaire ; de plus, les propriétés cytolytiques particulières à ce corps substance permettent de supposer que son accumulation n'est pas indifférente à l'intégrité des tissus.

Il en résulte que la rétention chlorurée, quelle que soit son importance toute spéciale, ne doit pas faire négliger d'autres rétentions et qu'il est insuffisant de ne considérer dans les régimes alimentaires que leur teneur en chlorures.

C'est conformément à ces vues que nous avons pu par la diète d'azote déterminer des décharges d'urée comparables aux débâcles de sel qui suivent la cure de déchloruration. Ces faits confirmés depuis par d'autres auteurs comportent donc des conclusions thérapeutiques d'autant plus importantes que la rétention de l'urée, en outre de ses effets propres, est sans doute le témoin de la rétention d'autres substances albuminoïdes de toxicité plus grande.

C'est à ces indications que répondaient les régimes classiques que la cure de déchloruration dans son exclusivisme avait trop fait perdre de vue, et c'est ce qui nous a conduit à compléter la diète de chlorure par la diète d'azote.

Ce travail est le résultat des recherches auxquelles notre maître M. Achard nous a fait l'honneur de nous associer, c'est sous sa direction que nous avons pu l'entreprendre, et nous sommes heureux de l'en remercier ici et de lui dire toute la reconnaissance que nous lui devons, depuis que nous avons eu le bonheur d'être son interne.

Nous remercions également M. Gaillard pour l'aide et les conseils qu'il nous a donnés avec tant de bienveillance.

CHAPITRE PREMIER

L'URÉE

L'Urée est un des corps constituants normaux de l'urine, où elle fut découverte par Rouelle le Jeune, en 1772. Elle y représente presque tout l'azote comburé dans l'organisme (Liebig).

C'est, pour rappeler en quelques mots ses caractères chimiques, un corps cristallin, soluble dans l'eau, appartenant à la famille des *Amides* (diamide carbonique) et représenté par la formule $CO\begin{matrix}-Az\,H^2\\-Az\,H^2\end{matrix}$. C'est le premier produit animal obtenu par synthèse de corps inorganiques (Wœhler 1828). Ses propriétés chimiques les plus saillantes sont de se décomposer par les hypobromites, les hypochlorites et la fermentation.

Dans la fermentation alcaline, elle s'hydrate en donnant du carbonate d'ammoniaque. Par fermentation ultérieure, elle se décompose en acide carbonique et azote.

La plupart des tissus de l'organisme renferment de l'urée : le sang (Prévost et Dumas), le chyle et la lymphe (Würtz), le lait (Lefort), la salive (Pettenkofer), la bile (Popp), le foie, les muscles, le cerveau (Rabuteau), les exsudats (Marchand). Elle s'y trouve à l'état de simple dissolution.

L'urée n'étant ni hydratable, ni dédoublable, ni oxydable dans l'organisme, son pouvoir calorique est complètement aboli et elle constitue un déchet parvenu au terme de ses métamorphoses et à éliminer.

§ 1er. — Origines de l'Urée.

L'urée provient de la désassimilation des matières albuminoïdes dans l'économie. Elle dérive encore, pour une part assez importante, de la transformation intrahépatique des corps ammoniacaux résultant de la nutrition cellulaire ou formés dans l'appareil digestif. Elle résulte probablement aussi de la transformation intrahépatique de l'acide urique et des urates élaborés dans les tissus.

Le passage des Albuminoïdes à l'urée se fait par une série de réactions chimiques accomplies dans l'intimité des tissus, et consistant essentiellement en oxydations, réductions, hydratations et dédoublements (Schutzenberger), qui tendent à les réduire en des composés plus simples.

Exceptionnellement, l'urée pourrait être produite par synthèse, lorsqu'elle se forme aux dépens du carbonate d'ammoniaque, corps plus simple qu'elle.

On a longtemps admis le rôle exclusif, dans la formation de l'urée, des oxydations dont Béchamp donnait en 1856 la démonstration expérimentale, confirmée par Hofmeister, en obtenant l'urée par oxydation in vitro de matières albuminoïdes par le permanganate d'ammoniaque. Hugounenq (1), [1] plus récemment obtenait les mêmes résultats avec le persulfate d'ammoniaque.

Mais Schutzemberger (2) démontra que la simple hydratation in vitro, pouvait donner des corps uriques ; peut-être l'acide urique et les bases xanthiques pourraient-ils produire l'urée par oxydation, les guanidines dites substituées, (créatine, créatinine, etc...) par hydratation. Mais A. Gautier (3) a prouvé que les mêmes réactions d'hydratation peuvent prendre naissance dans la fermentation putride. Il nie que l'urée et la plupart des produits azotés d'excrétion puissent provenir des phénomènes d'oxydation qui ne peuvent se produire dans les cellules de l'économie, milieu réducteur, et n'admet que des phénomènes d'hydratation, phénomènes purement fermentatifs. Ces phénomènes chimiques, dont l'aboutissant est l'urée, ne se produisent qu'aux dépens d'une partie des albuminoïdes introduites dans l'organisme.

Les albumines que la digestion transforme en peptones, sont transformées en albumines du sang et de la lymphe, et constituent la matière nutritive circulante. Une petite partie seulement est effectivement assimilée par le protoplasma et se combine ; la plus grande est employée par les éléments histologiques vivants, sans en faire partie. L'urée provient de l'albumine ainsi consommée et de l'usure de l'albumine combinée, remplacée par une quantité correspondante d'albumine de nouvelle fermation. Il faut y ajouter, provenant de la décomposition dans l'intestin des excès d'albumine ingérés, la leucine et la tyrosine que le foie décompose en urée.

[1] Les numéros renvoient à l'index bibliographique placé à la fin.

Le passage de l'albumine à l'urée se fait donc par 3 voies :

1° Une voie rapide, par la leucine et la tyrosine produites dans l'intestin et décomposées par le foie en urée ;

2° Une voie principale, celle des albumines circulantes utilisées par les tissus ;

3° Une voie beaucoup plus compliquée, celle des albumines organisées.

La théorie classique admet que la désassimilation des albuminoïdes ne donne pas directement naissance à l'urée : on trouve dans l'économie des corps susceptibles de se transformer en urée avec la plus grande facilité, et on est, pour cette raison, amené à considérer comme des termes de désassimilation intermédiaires, les corps tels que *créatine*, *creatinine*, *allantoïne*, *guanine ;* ces substances, outre qu'elles peuvent être transformées en urée in vitro, augmenteraient la quantité d'urée éliminée, lorsqu'on les introduit artificiellement dans l'organisme.

Cependant, avec d'autres auteurs, Waller (4) est moins affirmatif, et reconnaît l'impossibilité d'isoler des substances déterminées intermédiaires à l'albumine et à l'urée. Il admet seulement qu'on peut, quoique sans preuves absolues, considérer deux ou trois principes azotés de l'organisme, moins complexes que l'albumine et plus que l'urée, comme pouvant constituer des corps de passage.

La leucine et la tyrosine se formant en dehors des milieux organiques, dans l'intestin, ne peuvent être considérées comme des intermédiaires et sont seulement capables de prendre la place de l'urée dans l'urine.

Le glycocolle sécrété par le foie avec la bile, résorbé par l'intestin, peut être expulsé sous forme d'acide hippurique et d'urée.

La créatine, constituant du muscle, se transforme facilement en urée.

L'acide urique est un corps moins oxydé que l'urée, mais pour aucun de ces corps, il n'existe de preuves absolues, qu'ils soient des antécédents normaux de l'urée.

A côté de cette conception, qui considère ces corps comme des albumines incomplètement modifiées et utilisées — conception sur laquelle repose le système des coefficients urinaires, mesurant, par le rapport de l'azote de l'urée à l'azote total, les échanges de l'organisme — une autre théorie admet que ces corps azotés ne constituent nullement des termes de passage, et ne résultent pas des qualités fonctionnelles et dynamiques de l'organisme, mais uniquement des différences des corps chimiques, dont ils seraient tirés :

L'acide urique dériverait d'albumines spéciales ; les *nucléo-albumines* donneraient, par exemple : par leurs albumines, de l'urée ; par leurs nucléines, de *l'acide urique* ou des *bases xanthiques* (J. S. Gérôme, Krüger, A. Gautier).

De même : la créatine et la créatinine proviendraient de la créatine et de la créatinine du tissu musculaire, de l'alimentation et du corps humain, sans jamais se transformer en urée.

Certaines bases xanthiques urinaires (xanthines méthylées) résulteraient des modifications subies dans l'organisme, par la théobromine et la caféïne des aliments (Cf. Morchoisne (5).)

Cependant, un ensemble de travaux récents (Schittenhelm, Horbaczewski, Spitzer et Wiener, Buriau et Ascoli (6)) semble avoir démontré la réalité et le mécanisme intime des mutations de dérivés puriques aboutissant par étapes successives à l'acide urique et à l'urée.

La rate, le poumon, le foie, l'intestin, le muscle et les reins posséderaient chez le bœuf la propriété de transformer les bases puriques en acide urique; le rein, le muscle et le foie pourraient décomposer l'acide urique nouvellement formé en urée.

Ces processus généraux de fermentation seraient le fait de ferments formateurs de l'acide urique aux dépens des dérivés puriques et de ferments destructeurs qui le transformeraient en urée; ces processus auraient lieu dans l'ordre suivant :

a) Action d'un ferment hydrolytique transformant la guanine et l'adénine en hypoxanthine et en xanthine.

b) Action d'une xanthinoxydase transformant l'hypoxanthine en xanthine et la xanthine en acide urique.

c) Destruction, dans des organes bien déterminés (rein, foie, muscle), de l'acide urique par un ferment uricolytique donnant, entre autres produits finaux, de l'urée et du glycocolle.

§ 2. — Lieu de formation de l'urée.

A l'époque où l'on attribuait aux organes glandulaires

la fabrication du produit excrété, le rein était considéré comme l'organe où se formait l'urée. Cette conception fut fortement ébranlée par les recherches de Prévôst et Dumas (7), constatant une augmentation de l'urée dans le sang de chiens néphrectomisés, Rommelaère (8) cependant défendit encore cette opinion en 1880, en se basant sur les troubles de la sécrétion de l'urée qui s'observent dans les cas de lésions de la cellule rénale.

Il fut bientôt admis que le rôle du rein n'est que celui d'un organe de filtration et d'élimination qui, pour important qu'il soit dans l'excrétion de l'urée, n'a rien à voir avec sa formation. Et cette théorie fut rapidement remplacée, sous l'influence des arguments de Heinsius, Stockvis, Meissner, Cyon, Murchinson, Fuhler et Ludwig, Brouardel et Charcot, par la théorie hépatique de l'ureopoïèse.

Brouardel (9), Bauer, Bouchard, Lécorché, Hallervorden, Stadelmann, apportèrent des démonstrations cliniques des relations qui existent entre le fonctionnement du foie et la production de l'urée.

Les expériences de Richet, Cyon (10), Von Schroeder (11), répétées par Roger (12) et Von Meister (13), firent la preuve définitive de la fonction uréopoïétique du foie, où se ferait l'oxydation complète de la créatinine, créatine, xanthine, sarcine, acide urique, se produisant au niveau des tissus, dans lesquels se passeraient seulement les premières phases de la désassimilation des albuminoïdes.

Cependant le foie ne semble pas être le lieu unique de formation de l'urée. Déjà Dumas (14) considérait l'urée comme un corps brûlé résultant de l'oxydation des matières azotées de l'économie et préformé dans le sang.

La présence de l'urée dans le chyle, démontrée par Wurtz (15), apportait un appoint à cette manière de voir, et Claude Bernard, après ses expériences démontrant que l'urée continue à se former après suppression de la fonction rénale, admit la formation de l'urée dans les tissus.

Kauffmann (16) soutient que l'urée semble exister dans tous les tissus de l'organisme des mammifères, et en proportion plus forte que dans le sang.

La plupart des tissus semblent donc produire de l'urée, mais dans des proportions très différentes. Cette façon de voir n'est d'ailleurs nullement exclusive du rôle uréopoïétique du foie. Cet organe reste le siège le plus actif de la formation de l'urée, dont la production y semble liée au travail d'élaboration et de préparation des matériaux nutritifs qu'il verse incessamment dans la circulation générale.

Cependant, les expériences de Nencki, Pawlow et Zaleski (17), tendent à diminuer l'importance du rôle uréopoïétique du foie : ces auteurs admettent que le foie protège l'organisme contre le carbamate d'ammoniaque en le transformant en urée. Seuls, les sels ammoniacaux seraient, pour eux, transformés en urée dans le foie; la majeure partie de l'azote alimentaire s'oxydant dans les organes, l'urée se formerait surtout dans les autres parties de l'organisme, où elle existe en assez grandes proportions.

Les travaux de Schittenhelm et des auteurs que nous venons de rapporter semblent attribuer au foie, aux muscles et aux reins une importance toute particulière dans la production de l'urée, mais en tout cas la présence d'urée dans les différents tissus de l'organisme prouve que la formation de l'urée est un phénomène d'ordre général, à des degrés divers, il est vrai, et non pas fonction exclusive d'un seul organe. En effet, d'après Quinquaud, l'urée existerait, dans les divers tissus, dans les proportions suivantes, chez l'animal :

	à jeun	*pendant la digestion*
Sang	0.032 °/o	0.067 °/o
Foie	0.021 °/o	0.046 °/o
Rate	0.076 °/o	0.158 °/o
Cœur	0.048 °/o	0.102 °/o

§ 3. — **Technique du dosage de l'urée.**

La technique du dosage de l'urée est, en général, assez infidèle et il n'existe pas de procédés applicables aux besoins courants de la clinique qui comporte une exactitude parfaite. Aussi nous nous sommes contentés de demander à notre technique des résultats comparables entre eux.

Nous avons employé l'hypobromite de soude sur la cuve à mercure avec l'uréomètre d'Yvon. Cette méthode est passible de causes d'erreur, négligeables d'ailleurs en pratique, et fournit en tout cas des résultats comparables entre eux.

Le dosage de l'urée dans le sang nécessite certaines précautions. Récemment M. Gréhant en a perfectionné la technique, de manière à obtenir des résultats d'une grande précision.

Toutefois, cette rigueur n'est pas toujours indispensable pour les recherches cliniques, lorsqu'il s'agit seulement de tenir compte des écarts importants ou de suivre chez un même sujet les variations du taux de l'urée sanguine. Le procédé de l'hypobromite, plus simple et plus expéditif, est alors suffisant et donne des résultats comparables. La différence des résultats fournis par les deux procédés est, d'ailleurs, peu considérable. Dans un échantillon de sang que nous lui avons remis, M. Gaillard a trouvé 0,73 °/₀₀ par le procédé de M. Gréhant et 0,80 par celui de l'hypobromite.

D'autre part, la presque totalité de l'urée sanguine est contenue dans le sérum : c'est ce qu'a vérifié M. Gaillard qui, dans 20 centimètres cubes de sang complet, a trouvé 0 gr. 35 °/₀₀. Or, le sérum fourni par 50 centimètres cubes de ce même sang lui a donné 0 gr. 32 °/₀₀ et le caillot, qui avait d'ailleurs retenu une certaine quantité de sérum, n'a donné que 0,09 °/₀₀.

Or, il est bien plus facile d'opérer sur le sérum que sur le sang complet. Pour ces motifs, nous avons fait le dosage de l'urée dans le sérum, au moyen de l'appareil d'Yvon.

En prenant quelques précautions particulières, on peut se dispenser d'extraire l'urée par l'alcool et introduire directement le sérum dans l'appareil, pour opérer comme sur l'urine, ce qui est beaucoup plus rapide et plus facile.

Il importe, pour faire la lecture après le dégagement d'azote, de faire tomber la mousse qui se forme pendant la réaction dans les liquides albumineux. On y parvient en ajoutant quelques gouttes d'alcool, qu'on mélange ensuite dans toute la masse du liquide afin d'éviter le dégagement de vapeurs d'alcool.

Nous avons pu nous assurer, avec M. Gaillard, par la comparaison de diverses solutions titrées d'urée, additionnées ou non d'albumine, que le dosage se faisait ainsi avec précision. Le dosage fait directement sur le sérum donne généralement un chiffre un peu plus fort que le dosage fait sur l'extrait alcoolique.

Nous avons procédé de même pour les sérosités. Dans les deux cas, le sérum et les sérosités étaient mesurés en volume, et il était tout à fait inutile de les calculer en poids, la différence étant négligeable.

Toutefois, si l'on voulait avoir une idée approchée du taux de l'urée dans le sang complet, il faudrait se rappeler qu'il y a en poids 55 °/₀ environ de sérum dans ce sang, de telle sorte que les chiffres trouvés dans nos analyses de sérum doivent être divisés par deux pour donner approximativement l'urée du sang complet.

Enfin, une remarque générale doit être faite à propos des dosages de l'urée par les différents procédés : c'est que le dégagement d'azote qui sert de mesure provient non seulement de l'urée mais de quelques autres corps, tels que la créatine et la créatinine qui peuvent exister dans les liquides analysés. Dans la plupart des cas, ces autres corps ne sont qu'en très petite proportion, mais, comme à poids égal, ils dégagent plus d'azote que l'urée, on ne doit peut-être pas les négliger complètement.

CHAPITRE II

ÉLIMINATION DE L'URÉE

§ 1er. — Elimination physiologique de l'urée.

C'est à l'état d'urée que sort de l'organisme la majeure partie de l'azote éliminé. Une petite partie de cet azote s'échappe avec les matières fécales et provient des résidus alimentaires et de la desquamation des tissus intestinaux; une autre partie passe dans l'urine sous d'autres états que l'urée : créatinine, acide hippurique, purines(acide urique et bases alloxuriques), etc... ; mais presque toujours, dans une alimentation bien réglée, la plus grande partie de l'azote urinaire est excrétée à l'état d'urée, qui reste notablement plus abondante que ces autres corps azotés. Elle représente en effet, à l'état normal, 84 °/o de l'azote urinaire (rapport azoturique). Le rein est sans contredit, pour l'urée, la voie d'élimination de beaucoup la plus importante. Il y a néanmoins d'autres voies accessoires, dont l'intérêt n'apparaît guère qu'à l'état morbide, lorsque le rein devient insuffisant. Ainsi les glandes de la peau peuvent en excréter.

A l'état normal, Rommelaere évalue la quantité d'urée

contenue dans la sueur à 0,044 ‰, 1 gr. 3 par 24 heures, d'autres auteurs donnent des chiffres plus élevés : Faivre, 1,045 ‰ dans les états fébriles, il est vrai, Füncke, 1,55, dans la sueur des membres.

Le tube digestif en élimine également : la salive contiendrait 1 gramme d'urée par litre. D'après Rabuteau, l'urée s'échappe encore par l'intestin, où, en présence des ferments, elle se décompose et forme du carbonate d'ammoniaque, décomposition qui peut du reste avoir lieu dans la bouche et dans l'estomac, et à laquelle on doit attribuer un rôle dans la genèse des lésions irritatives du tube digestif.

Enfin, par la respiration, peuvent s'exhaler, sous forme d'expiration ammoniàcale, les produits gazeux de cette décomposition.

La quantité d'azote ainsi disparue est, à l'état normal, si minime que l'on peut très bien la négliger. Voit va jusqu'à dire qu'il est possible de calculer la quantité d'azote contenue dans les aliments, d'après la quantité d'urée éliminée après l'ingestion par un animal placé dans des conditions bien déterminées.

D'après les recherches récentes de Maurel (18), pour une ration moyenne d'entretien chez l'homme sain, on retrouve dans l'urine, à l'état d'urée, tout l'azote alimentaire, sauf environ 0 gr. 10, l'équivalent de 0 gr. 20 d'urée, par kilogramme de poids du corps.

Le rein reste donc la grande voie de l'élimination de l'urée. Produit de désassimilation, l'urée offre le type de la substance inassimilable que l'organisme se hâte de rejeter. Ce qui prouve cette hâte, c'est la facilité avec laquelle le rein, qui en est le principal émonctoire, sépare du sang l'urée qui s'y trouve.

En effet, chez l'homme sain, le sang renferme environ 0 gr. 50 seulement d'urée pour 1.000, et l'urine 80 grammes, soit 40 fois plus.

Cet écart, à première vue, paraît disproportionné, mais il s'explique, si l'on calcule que dans l'espace de 24 heures, 130 litres de sang environ, circulent dans le rein, soit 65 grammes d'urée, dont 30 grammes (près de 50 %) s'éliminent.

Tout autre est l'excrétion du chlorure de sodium, corps également inassimilable, mais, qui, loin d'être un déchet, est au contraire indispensable au maintien de l'équilibre de composition des humeurs. Tandis qu'en effet, il circule en 24 heures la quantité considérable de 520 grammes de chlorures, il ne s'en échappe que 15 grammes, environ dans le même temps (3 %). On peut dire, en somme qu'il pénètre dans les reins 8 fois moins d'urée que de chlorures, mais qu'il en sort 2 fois plus. Autrement dit, le travail de soustraction, qu'accomplit le rein à l'égard des divers principes du sang est 16 fois plus actif pour l'urée que pour les chlorures.

Le mécanisme de l'excrétion est d'ailleurs fort différent pour les chlorures et pour l'urée. Suivant la théorie de Von Koranyi, généralement admise, les chlorures, éminemment diffusibles, traversent les glomérules, et l'urine glomérulaire, qui n'est guère que de l'eau salée, se concentre ensuite dans le reste du système canaliculaire du rein, tandis que s'opère dans les tubes contournés, un échange moléculaire donnant lieu, pour une secrétion de molécules d'urée, à une résorption de molécules chlorurées.

La membrane glomérulaire, mince vernis cellulaire, dont la constitution physique rappelle celle des séreuses, est, comme celles-ci, perméable surtout à l'eau salée. L'épithélium des canalicules du rein fonctionne, par contre, comme une muqueuse absorbante et secrétante ; en particulier, l'épithélium des tubuli rappelle, par sa constitution morphologique, celui des organes glandulaires et des muqueuses secrétantes. Les récents travaux de M. le Professeur J. Renaut (19) et de ses élèves, MM. Regaud et Policard, permettent de penser qu'il se fait à travers cet épithélium, par le moyen des grains de ségrégation décrits par ces auteurs, un travail de sélection, qui sépare du sang l'urée, pour la rejeter dans la cavité des tubes.

Pour le dire, en passant, le mode tout spécial suivant lequel s'éliminent les chlorures, le double trajet de sortie et de rentrée partielle qu'ils accomplissent, à travers les membranes perméables du rein, fait qu'il n'est guère possible d'apprécier, par l'épreuve de la chlorurie — proposée par MM. Achard et Loeper (20), en vue de mesurer le degré de la rétention des chlorures dans l'organisme — ni la perméabilité générale du rein aux diverses substances, ni même sa perméabilité particulière aux chlorures. Car une élimination insuffisante de chlorures, par l'urine, pourrait être l'effet, aussi bien d'une perméabilité imparfaite de glomérules, que d'une perméabilité excessive des tubes. En outre, les auteurs insistent sur ce fait que plus que toute autre substance, le chlorure de sodium subit dans les tissus ou les séreuses, une rétention, qui est susceptible de restreindre son élimination par l'urine, en dehors même de toute influence rénale et que cette épreuve mesure bien plus le degré de la rétention générale des chlorures dans l'organisme que le degré de la perméabilité rénale.

Si ces causes physiologiques suffisent à expliquer les différences qui s'observent dans un organisme normal entre l'élimination des chlorures et de l'urée, à l'état pathologique une série d'autres facteurs interviennent pour modifier les éliminations rénales. Sans parler des influences alimentaires, les fonctions du rein peuvent être troublées, soit par le fait d'altérations matérielles de cet organe, soit à cause de troubles circulatoires. Enfin, les mécanismes qui assurent la régulation des humeurs chez le sujet sain, étant plus ou moins faussés par l'état morbide, il peut en résulter des rétentions, qui ne sont nullement parallèles pour les différents corps : nous verrons au cours de ce travail, les différences qui existent à ce sujet entre les chlorures et l'urée.

Le rôle qui revient au rein dans ces différences entre l'excrétion des chlorures et celle de l'urée, peut être diversement apprécié. On peut se demander, et cette hypothèse a d'ailleurs été soutenue, si la maladie a modifié d'une façon spéciale et en quelque sorte élective, l'aptitude du rein à laisser passer l'un ou l'autre de ces deux corps, mais il peut se faire aussi que l'inégalité d'excrétion dépende simplement de l'inégale quantité de ces substances que reçoivent les reins.

Nous nous sommes proposé, dans un travail en collaboration avec notre maître, M. Achard (21), d'étudier les résultats qu'on obtient en injectant chez le lapin des solutions complexes renfermant plusieurs substances mélangées. Ces conditions expérimentales nous ont permis d'apprécier les différences d'élimination, que peuvent présenter entre eux, sous diverses influences, les deux corps les plus abondants de l'urine normale : le chlorure de sodium et l'urée ; nous rapportons ici les résultats de ces expériences.

§ 2. — Etude expérimentale de l'élimination de l'urée comparée à celle du chlorure de sodium.

Dans les expériences qui suivent, nous avons étudié l'élimination urinaire pendant qu'une proportion à peu près égale de chlorure et d'urée était introduite dans le sang.

Pour réaliser ces conditions, nous avons injecté dans les veines, chez le lapin, à dose massive et d'une façon continue, une solution mixte de ces deux corps auxquels, dans quelques expériences, nous avons ajouté du lactose. De cette manière, nous apportions une gêne à la régulation qui, chez le sujet normal, tend à débarrasser le sang des substances en excès, et nous faisions pénétrer dans les reins une proportion à peu près constante des substances étudiées. En même temps, nous avons recueilli l'urine par fractions, à divers stades de l'expérience, et nous avons recherché dans quelles proportions s'y trouvaient ces substances [1].

[1] Nous avons toujours dosé en urée toutes les substances décomposées par l'hypobromite de soude.

Nous avons examiné de cette manière l'influence de la concentration des solutions, celle des troubles apportés dans la régulation des humeurs par l'injection péritonéale d'un liquide hypertonique, par l'anesthésie générale, par les lésions des reins.

I. — INFLUENCE DE LA CONCENTRATION DES SOLUTIONS

Une première expérience faite avec une solution isotomique nous a renseignés sur les conditions voisines de l'état normal du rein. Cette solution renfermait 3 corps, chlorure de sodium, urée, lactose, en proportion à peu près égale.

Expér. 1. — Lapin de 2 k. 180. Solution Δ = — 0°60, renfermant : chlorure de sodium 5,40, urée 6,48, lactose 6,79 pour 1.000. Mort au bout de 3 h. 40.

Temps	Solution injectée	Vol.	Δ	NaCl ‰	Urée ‰	Lactose ‰
30'	110 cc.	35	— 1°	3.2	14.040	13.2
45'	75	37	— 0°60	5.1	4.900	9.2
1 h. 10	68	32	— 0°56	5.1	4.455	8.3
	55	47	— 0°60	5.2	6.095	7.6
1 h. 45	60	57	— 0°58	6	4.135	6.7
2 h. 15	75	60	— 0°60	6.6	3.915	7.2
2 h. 55	135	75	— 0°62	6.5	7.320	8.08
3 h. 10	95	85	— 0°60	6.6	3.780	8.4
3 h. 25	117	70	— 0°60	6.5	3.915	8.5
3 h. 40	115	60	— 0°60	6.5	4.320	8.5

Solution injectée..	945	5.10 gr. NaCl	6,12 urée	6,42 lactose
Urines émises	558	3.34 —	2.71	4.66
Rétention	387	1.76 —	3.41	1.76
Taux d'élimination	59 % (eau)	64 %	44 %	71 %
Sérum sanguin...	Δ = — 0°64	7,20 NaCl	3,64 urée	12,45 lactose

Dans cette expérience l'urée s'est éliminée en proportion notablement moindre que le chlorure de sodium et le lactose, bien que le rein eut reçu des quantités à peu près égales de ces substances. Pourtant, à l'état normal, alors que le sang renferme bien moins d'urée que de chlorure de sodium, les urines en renfermant relativement beaucoup plus. Le rapport s'est donc renversé lorsque nous avons forcé le travail du rein, et l'organe a éliminé alors

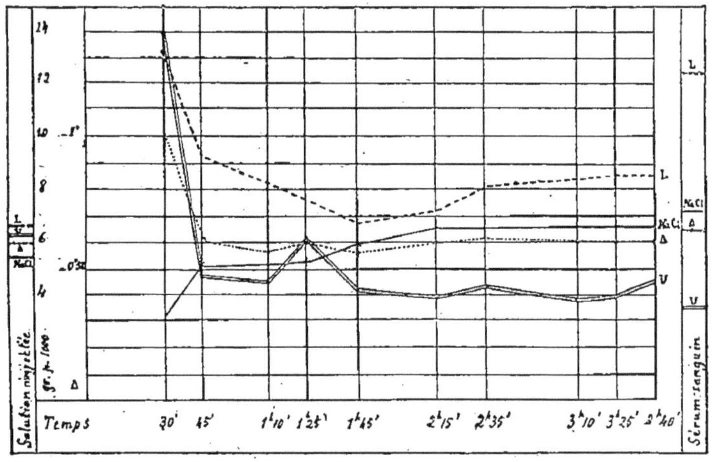

Fig. 1. — Expér. 1.

moins difficilement l'excès de chlorure que l'excès d'urée. C'est peut-être que l'élimination de l'urée exige de sa part un travail plus complexe.

Remarquons aussi que le rapport d'élimination entre le chlorure de sodium et l'urée simultanément injectés, tel que le donne cette expérience, diffère complètement du rapport d'absorption, tel qu'on l'obtient lorsqu'on injecte un mélange de ces deux corps dans le péritoine, par exemple.

Nous savons, en effet, par les expériences de MM. Achard et Gaillard (22), que l'urée mélangée au chlorure de sodium, s'absorbe mieux que ce dernier corps. C'est là, du reste, un phénomène général qui n'est pas particulier à l'urée. Mais, si l'inégalité dans l'excrétion peut être imputée au rein, l'inégalité dans l'absorption n'est aucunement le fait des qualités de la membrane absorbante et de sa perméabilité moindre aux chlorures. La différence d'ab-

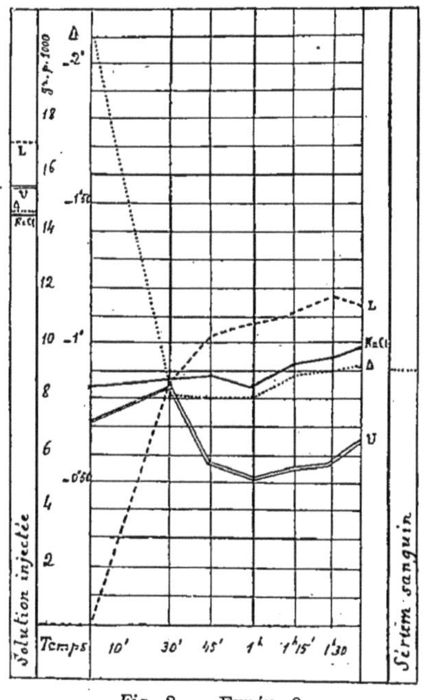

Fig. 2. — Expér. 2.

sorption pour le mélange s'explique par le rôle régulateur du chlorure de sodium et par la nécessité de rétablir dans le liquide injecté une composition saline qui se rapproche de celle des milieux normaux.

Connaissant les résultats de l'injection isotonique, il y avait lieu de rechercher ceux des injections hyper et hypotoniques, d'autant plus que là, une autre influence rénale pouvait se manifester. Nous avons montré, en effet, dans un travail sur lequel nous reviendrons plus loin, que l'injection intraveineuse à dose massive de solutions hyper et hypotoniques produit dans les tubes contournés du rein des modifications morphologiques de l'épithelium, tout à fait comparables à celles que MM. Castaigne et Rathery (23) ont obtenues in vitro en plongeant de petits fragments de reins frais dans ces solutions.

Voici une expérience faite avec une solution hypertonique :

Expér. 2. — Lapin de 2 k. 300, solution Δ = —1°48, renfermant : NaCl 14.60, urée 15.67, lactose 17.02 pour 1000. Mort au bout de 1 h. 35.

		Urines				
Temps	Sol.	Vol.	Δ	NaCl °/₀₀	Urée °/₀₀	Lactose °/₀₀
Avant		27 cc.	— 2°10	8.4	7.290	
30'	125 cc.	38	— 0°82	8.8	8.640	8.74
45'	50	70	— 0°80	8.9	5.675	10.26
1 h.	100	70	— 0°80	8.5	5.135	10.60
1 h. 15	100	110	— 0°89	9.1	5.405	10.96
1 h. 30	100	125	— 0°90	9.4	5.675	11.76
1 h. 35		45	— 0°92	9.8	6.481	11.35

Solution injectée.....	475 cc	6.93 NaCl	7.44 urée	8.68 lactose.
Urines émises........	468	4.17	2.68	3.98
Rétention.	7 cc	2.76	4.76	4.16
Taux d'élimination.	98 °/₀ eau	59 °/₀	35 °/₀	30 °/₀

Serum sanguin. Δ = — 0°90

Comme la solution isotonique, la solution hypertonique a donné lieu à une élimination moindre pour l'urée que pour le chlorure de sodium et le lactose.

Il est à remarquer que l'eau introduite a été presque totalement éliminée, tandis que les corps dissous ont été retenus en proportions inégales, ce qui explique l'excès de concentration du sérum sanguin à la fin de l'expérience.

Voici maintenant, les expériences concernant les solutions hypotoniques :

Exp. 3. — Lapin de 2 kil. 200. Δ = — 0°24, renfermant : chlorure de sodium, 3.80 ; urée, 2.43 ; lactose, 3 p. 1000. Mort au bout de 1 h. 40.

		Urines				
Temps	Sol. injectée	Volume	Δ	NaCl °/₀₀	Urée °/₀₀	Lactose °/₀₀
—	—	—	—	—	—	—
40'	170 cc.	25 cc.	— 1°34	6.4	20.4	9.50
1 h. 15	105	50	— 0°54	6	3.9	6.34
1 h. 40	75	8	— 0°46	7.2	3.35	6.60

Solution injectée	350 cc.	1.33 NaCl	0.85 urée	1.05 lactose
Urines émises ..	83	0.52	0.73	0.61
Rétention	267	0.81	0.12	0.44
Taux d'élimination	23 °/₀ eau	39 °/₀	87 °/₀	60 °/₀
Sérum sanguin...	Δ = —	5.40		

Cette expérience nous donne un rapport inverse des précédentes : l'excrétion de l'urée est relativement plus forte que celle de chlorure et de lactose ; mais une remarque doit être faite. Une sonde introduite dans la vessie avant l'expérience n'avait pas ramené d'urine, mais la première prise au cours de l'injection donne un taux d'urée considérable, 20 °/₀₀. Il est donc vraisemblable que la forte proportion d'urée trouvée dans l'urine résultait moins de l'urée injectée dans les veines que de celle qui existait dans la vessie avant l'expérience.

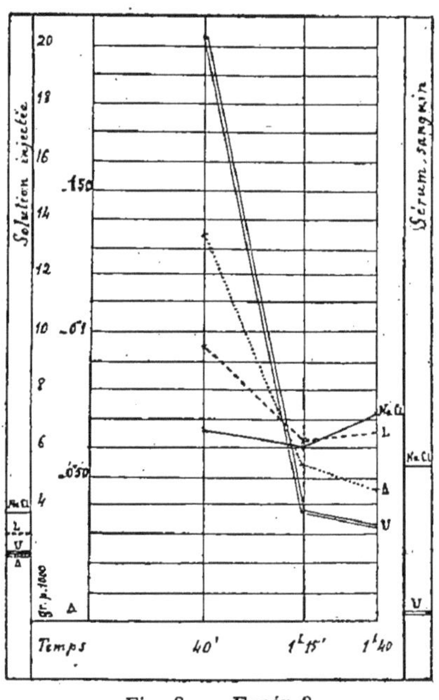

Fig. 3. — Expér. 3.

C'est ce que fait apparaître d'ailleurs l'expérience suivante, dans laquelle nous avons pu, au préalable, vider la vessie et la laver : l'urine prise avant l'injection renfermait 62 °/₀₀ d'urée.

Exp. 4. — Lapin de 2 kil. 110. Solution Δ = —0°18 renfermant : chlorure de sodium, 1 gr. ; urée, 1 gr. ; lactose, 1 gr. p. 1000. Mort au bout de 2 h. 40.

Urines hémoglobiques
Sérum laqué.

Temps	Sol. injectée	Volume	Δ	Nacl °/°°	Urée °/°°	Lactose °/°°
			avant	3.60	62.5	
1 h. 35	350 cc.	20 cc.	— 0°44	2.40	5.6	5.3
2 h. 15	125	25	— 0°35	3.40	3.2	4.5
2 h. 40	75					

Solution injectée	550 cc.	0.55 Nacl	0.55 urée	0.55 lactose
Urines émises..	45	0.13	0.19	0.22
Rétention......	505 eau	0.42	0.36	0.33
Taux d'élimination	8 °/₀ eau	23 °/₀	34 °/₀	38 °/₀
Sérum sanguin...	Δ = — 0°48		6 Nacl	0.86 urée
Sérosité péritonéale	— 0°44		6.4	0.86

Il est possible que là encore la quantité d'urine émise ayant été minime, le chiffre de l'urée ait été majoré par

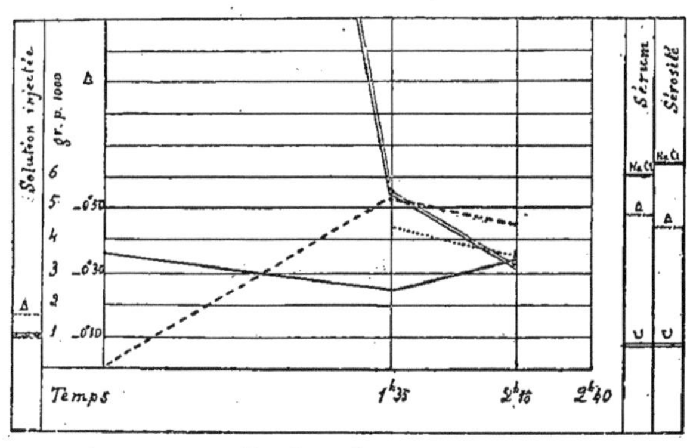

Fig. 4. — Expér. 4.

un reliquat vésical, peut-être aussi par l'urée qui se trouvait dans les tubes et même dans les cellules du rein. En tout cas, l'écart entre le chlorure et l'urée est moindre que dans la précédente expérience.

Enfin, quoique la régulation complète ait été rendue impossible par l'injection continue, il s'est fait certainement une régulation partielle du sang, puisque, malgré la rétention presque totale de l'eau injectée, le sérum, à la fin de l'expérience, renfermait le chlorure au taux de 6 ‰, 6 fois supérieur à celui de la solution injectée. Or, cette régulation a nécessité la rétention dans le sang d'une certaine quantité du chlorure introduit et a dû forcément restreindre son élimination par rapport à celle de l'urée et du lactose; la même remarque s'applique d'ailleurs à l'expérience III, dans laquelle les 3/4 environ de l'eau introduite ont été retenus, avec retour du sang à une concentration chlorurée de 5,40 ‰, notablement plus forte que celle du liquide injecté.

Il n'en est pas moins vrai, que dans les deux dernières expériences, malgré la petite quantité d'urine émise, les tracés indiquent que la courbe de l'urée tendait à s'abaisser, comme dans les expériences faites avec les solutions iso ou hypertoniques. En sorte que la prédominance de l'urée sur les chlorures de l'urine paraît, en somme, être le fait de causes extra-rénales : abondance de l'urée produite avant l'expérience et accumulée dans les voies urinaires, rétention régulatrice de chlorure dans le sang, pendant la phase du début de l'expérience, alors que la régulation était encore possible.

II. — INFLUENCE D'UNE DÉRIVATION INTERNE DE CAUSE OSMOTIQUE

Dans l'expérience suivante, nous avons recherché l'influence que pouvait avoir sur l'excrétion du chlorure et de l'urée une dérivation interne provoquée par une injection hypertonique d'une autre substance faite dans le péritoine au cours de l'injection intra-veineuse de la solution mixte. On sait, par les recherches de MM. Achard et Gaillard (24), que dans le cas d'hydropisie ainsi provoquée par action osmotique, il se produit toujours un afflux de chlorure de sodium et éventuellement une transsudation des substances qui sont en excès dans le sang.

Exp. 5. — Lapin de 2 kil. 220. Solution $\Delta = -0°72$ renfermant chlorure de sodium 7.3, urée 7.5 p. 1000. Au bout de 50 minutes, injection intra péritonéale de 50 cc. de solution de sulfate de soude renfermant 91 gr. 8 p. 1000.

Temps	Sol. injectée	Urines. Volume	Δ	NaCl °/oo	Urée °/oo	Sulfate °/oo
avant			— 2°50	8.8	50.7	
35'	125 cc.	15 cc	— 0°42	6.8	20.2	
50'	50	30	— 0°79	8.5	7.2	
Injection de sulfate						
1 h. 5	50	80	— 0°78	7.3	4.3	3.66
1 h. 35	100	40	— 0°74	7.3	5.6	4.88
2 h. 10	100	80	— 0°72	6.9	5.4	7.32
2 h. 35	75	75	— 0°62	6.1	4.8	6.10

Solution injectée..	500 cc.	3.65 NaCl.	3.75 urée.
Urines émises.....	320	2.24	1.88
Rétention.........	180	1.41	1.87
Taux d'élimination.	64 °/o eau	61 °/o	50 °/o

Sérum sanguin. Δ — 0°67 7.40 NaCl. 2.90 urée 2.44 sulfate.
Sérosité péritonéale (95 cc) — 0°58 4 1.30 13 42

Sulfate absorbé	4 gr. 59 — 1.275 =	3.31 gr.
— éliminé		1.53
— retenu		1.78 gr.

On voit que l'injection péritonéale de sulfate, entraînant une dérivation de chlorure et d'urée dans la séreuse, a eu pour effet immédiat l'abaissement des courbes d'excrétion de ces deux corps.

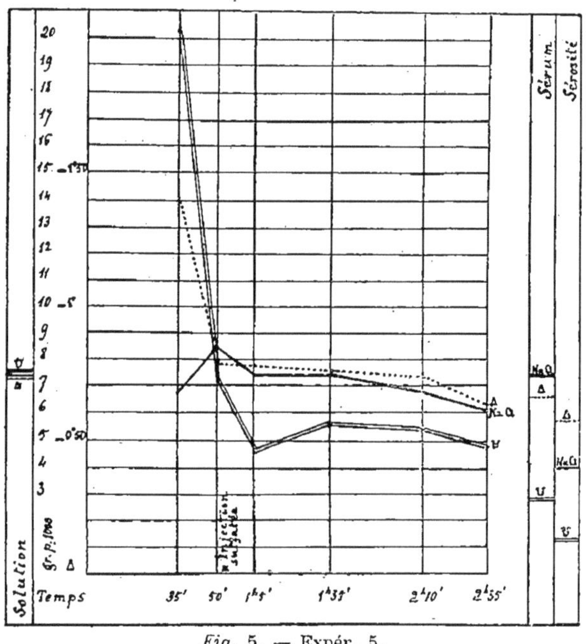

Fig. 5. — Expér. 5.

En outre, alors que l'eau et le chlorure de sodium injectés se sont éliminés parallèlement, l'excrétion de l'urée est restée au-dessous.

III. — INFLUENCE DE L'ANESTHÉSIE

MM. Achard et Gaillard (25) ont montré que les anesthésiques gênent la régulation des humeurs. Nous avons étudié dans l'expérience suivante l'influence de l'anesthésie par l'éther, pratiquée au cours de l'injection intraveineuse du mélange de chlorure et d'urée.

Expér. 6. — Lapin de 2 k. 550, solution Δ — 0°70 renfermant chlorure de sodium 7,2; urée 7,43 pour 1.000, injection d'éther sulfurique 1 cc. au bout de 45 min., 1/2 cc. au bout de 50 min., 1/2 au bout de 55 min, 1 cc. au bout de 1 h. 5, inhalation d'éther entre 1 h. 10 et 1 h. 35, cessation de l'injection au bout de 2 heures. L'animal a survécu.

	Temps	Solution injectée	Urines Vol.	Δ	NaCl °/oo	Urée °/oo
	avant		48 cc.	— 2°80	6.4	49.70
	30'		8	— 1°18	6.8	18.46
	45'	65 cc.	20	— 0°71	6.8	7.68
Ether	50'	70	16	— 0°55	6	5.39
Ether	55'	20	18	— 0°62	6	4.86
Ether	1 h. 5	50	35	— 0°54	6	4.62
Ether	1 h. 10	35	22	— 0°50	6	4.35
Ether	1 h. 15	55	32	— 0°52	6.1	4.10
Ether	1 h. 25	70	40	— 0°52	6.2	4.35
Ether	1 h. 35	45	27	— 0°56	6.6	4.35
	1 h. 40	55	46	— 0°56	6.8	4.62
	1 h. 50	90	52	— 0°60	6.8	4.86
	2 h.	60	53	— 0°60	7	4.86
	2 h. 10		52	— 0°60	7	5.38
	2 h. 25		55	— 0°62	7.2	6.89
	3 h. 10		68	— 0°69	7.4	7.43
	3 h. 55		55	— 0°71	7.2	7.94

Solution injectée...	625	4.50 gr. NaCl	4.64 gr.
Urines émises......	599	4.75 —	3.40
Rétention..........	26	0.45 —	1.24
Taux d'élimination..	95 %	90 %	73 %

Il ressort de cette expérience que l'anesthésie a diminué l'excrétion du chlorure et de l'urée, ce dernier corps restant toujours au-dessous du premier. Après la cessation de l'anesthésie, l'excrétion s'est relevée. En outre, un autre fait intéressant doit être noté : l'injection intraveineuse ayant été arrêtée au bout de deux heures, l'excès

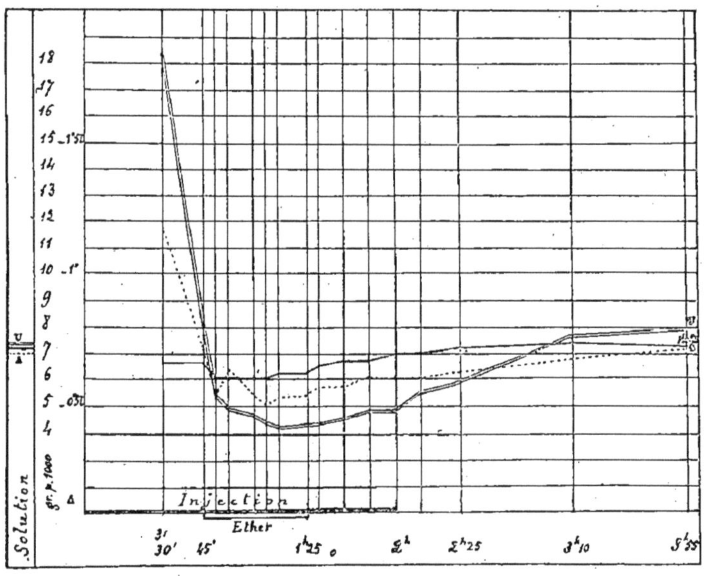

Fig. 6. — Expér. 6.

de chlorure et d'urée que renfermait l'organisme s'est graduellement éliminé, mais plus rapidement pour le premier de ces corps. Ce n'est que peu à peu que l'urée l'a emporté sur le chlorure excrété, à mesure que le trouble apporté à la composition du sang s'effaçait et que la régulation s'opérait.

IV. — INFLUENCE DE LÉSIONS RÉNALES

Nous avons produit des lésions rénales, préalablement à l'injection, au moyen de la cautérisation des reins au

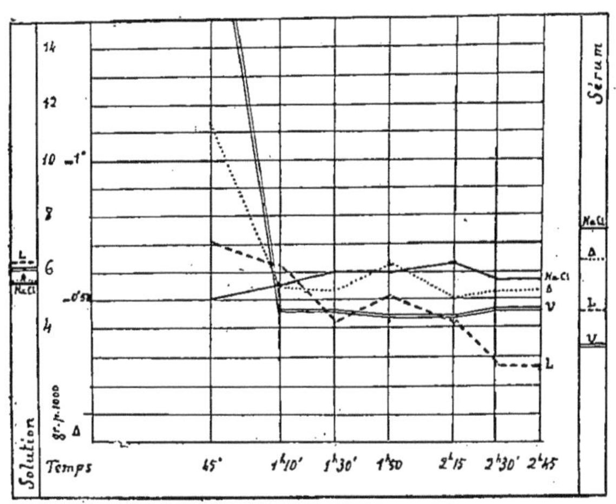

Fig. 7. — Expér. 7.

thermocautère, et à l'aide de deux substances toxiques : le chromate de potasse, et le nitrate d'urane.

Expér. 7. — Lapin de 2 k. 510. Cautérisation des deux reins au thermo-cautère.

Solution injectée. Δ = — 0°58, renfermant :

Chlorure de sodium 5 g. 80, urée 6 g. 20, lactose 6 g. 44 pour 1000. Mort au bout de 2 h. 45.

Temps	Sol. injectée	Urines Vol	Δ	NaCl °/oo	Urée °/oo	Lactose °/oo
45'	175 cc	25 cc	— 0°12	5,	20	7.04
1 h. 10	100	60	— 0°56	5.6	4.59	6.10
1 h. 30	95	60	— 0°54	6	4.59	4.37
1 h. 50	80	75	— 0°62	6	4.32	5.05
2 h. 15	75	80	— 0°50	6.2	4.32	4.20
2 h. 30	75	80	— 0°52	5.8	4.59	2.74
2 h. 45	50	80	— 0°52	5.8	4.59	2.64

Solution injectée...	650	3.77 g. NaCl	4 g. 03 urée	4 g. 18 lactose.
Urines émises.....	460	2.69	2 45	1 94
Rétention....	190	1.08	1 58	2 24

Taux d'élimination.. 70 °/₀ eau 71 °/₀ NaCl 60 °/₀ urée 46 °/₀ lactose. Sérum sanguin. Δ = —0°64 7 g. 60 NaCl 3.24 urée 4.50 lactose. Pas de sérosité.

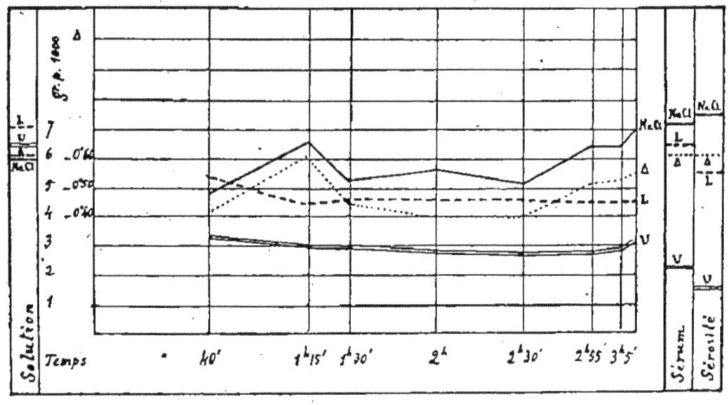

Fig. 8. — Expér. 8.

Expér. 8. — Lapin de 2 k. 200, intoxication par le chromate de potasse : 1 mmg. 2 fois à 2 jours d'intervalle en injection sous-cutanée. Solution Δ = — 0°63 renfermant chlorure de sodium 6 gr., urée 6.48, lactose 7.03 pour 1.000. Tué au bout de 3 h. 5.

Temps	Sol. injectée	Urines Vol.	Δ	NaCl °/₀₀	Urée °/₀₀	Lactose °/₀₀
40'	75 cc.	55 cc.	— 0°41	4.9	3.24	5.39
1 h. 15	75	30	— 0°61	6.7	2.97	4 49
1 30	25	70	— 9°45	5.3	2.97	4.65
2	50	55	— 0°40	5.8	2.83	4.55
2 30	75	95	— 0°40	5.1	2.70	4.49
2 55	25	30	— 0°52	6.4	2.83	4.83
3 5	25	25	— 0°54	6.4	2,97	4.49
		17 (vessie)	— 0°56	7	3.24	4.49

Solution injectée..	350	2.10 gr. NaCl	2.27 Urée	2.46 lact.
Urines émises.....	377	2.10	1.15	1.94
Rétention....	27	0	1.12	0.52
Taux d'élimination.	107 %	eau 100 %	50 %	78 %

Sérum sanguin. Δ = — 0°62; 7 gr. NaCl; 2 gr. 19 urée; 7.60 lactose
Sérosité péritonéale (15 cc) — 0°62 7.60 1.60 5·50

Dans ces deux expériences, où les solutions avaient une concentration peu différente de celle du sang, l'eau, les chlorures se sont éliminés d'une façon parallèle et même, dans la seconde, la diurèse a été telle que la chlorure s'est éliminé en totalité et que l'animal a perdu un peu plus d'eau qu'il n'en avait reçu; quant à l'excrétion de l'urée, elle est restée au-dessous de celle des chlorures.

Voici maintenant les expériences faites chez des lapins intoxiqués par le nitrate d'urane et atteints de néphrite aiguë :

Expér. 9. — Lapin de 2 k. 350. Intoxication par le nitrate d'urane (15 millig. en 7 jours injection sous-cutanée) Δ = 0°66 renfermant : Chlorure de sodium 6.50, urée 7, lactose 7.78 pour 1000 mort au bout de 1 h. 30 par hémoptysie.

		Urines				
Temps	Solution injectée	Vol	Δ	NaCl ‰	Urée ‰	Lactose ‰
1 h. 30	525 cc	3 cc	—0°82	8.80	6.40	8.75

Taux d'élimitation. 0,5 % eau 0,54 % 0,87 % 0,54 %

Solution injectée...	525 cc	3,41 g. NaCl	3.67 urée	4.08 g. lactose
Urines émises....	3	0.03	0.02	0.03
Rétention...	522	3.38	3.65	4.05
Taux d'élimitation.	0,5 % eau	0,87 %	0,54 %	0,74

	Δ	NaCl	Urée	Lactose
Sérum sanguin.	Δ = — 0°85	8.8 NaCl	6.4 urée	8.63 lact.
Sérosité peritonéale (70 cc)	— 0°79	7.2	7.2	4.90
Sang d'hemoptysie (30 cc)	— 0°80	9.6	6.7	12.90

Expér. 10. — Lapin de 2 k. 520. Intoxication par le nitrate d'urane (2 millig. en 4 jours). Solution Δ = — 0°56 renfermant : Chlorure de sodium 5.70. Urée 5.66 pour 1000 tué au bout de 2 h. 55. Œdème circumrénal abondant.

Temps	Sol. injectée	Urines Vol	Δ	NaCl °/₀₀	Urée °/₀₀
Avant.				20.4	15.24
30'	125 cc	7 cc	— 0°58	5.4	6.70
2 h. 15	175	11	— 0°69	6.2	5.66
2 h. 55	60	quelq. gouttes.			

Solution injectée...	360	1 gr. 99 Nacl	4.98 Urée
Urines émises. ...	18	0 11	0.12
Rétention. ...	342	1 88	1.86
Taux d'élimination.	5 % eau	5.5 %	6 %
Sérum sanguin	Δ = — 0°68	8 gr. Nacl.	4 gr. 72 Urée
Sérosité péritonéale (25 cc.)	— 0°73	7.4	5

Expér. 11. — Lapin de 2 k. 420. Intoxication par le nitrate d'urane (2 millig. en 4 jours). Solution Δ = — 1°62 renfermant chlorure de sodium 17.40, urée 18.10 pour 1.000. Mort au bout de 2 h. 10.

Temps	Sol. injectée	Urines Vol.	Δ	NaCl °/₀₀	Urée °/₀₀
avant		35 cc.	— 0°80	5	6.75
35'	275 cc.	12	— 0°76	5.40	6.75
1 h. 20	375	8	— 0°80	5.50	7.29
2 10	300	6	— 0°88	8.56	10.17

Solution injectée......	950 cc.	16 gr. 53 NaCl	17.19 Urée
Urines émises.........	26	0 16	0.20
Rétention.......	924	16 37	16.99
Taux d'éliminatton...	2 % eau	0·96 %	1.1 %
Sérum sanguin..	Δ = — 1°10	11 gr. 50 Nacl	10 gr. Urée
Sérosité péritonéale.	— 1°02	11 60	10

Si l'on néglige l'expérience IX, dans laquelle la quantité d'urine recueillie est trop faible pour qu'on puisse tirer une conclusion valable, on voit que dans les deux suivantes, l'excrétion de l'urée a quelque peu dépassé celle des chlorures. C'est donc là un résultat inverse de celui que nous avons obtenu généralement jusqu'ici, à l'exception, du moins, des injections hypotoniques.

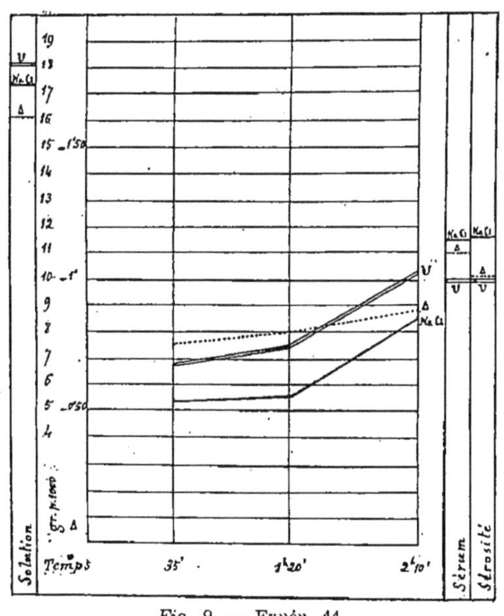

Fig. 9. — Expér. 11.

Mais il convient précisément de remarquer que, dans les expériences IX et X, malgré la rétention presque totale de l'eau, le sang et la sérosité avaient, au moment de la mort, une concentration plus forte que le liquide injecté : fait qui ne doit point nous surprendre, car nous savons que l'intoxication uranique a pour effet habituel d'accroître la concentration du sang. Il en résulte que ces expériences se rapprochent de celles qui ont été faites avec les solutions hypotoniques et dans lesquelles nous avons vu se produire, indépendamment du rein, la rétention d'une certaine quantité de chlorure pour les besoins de la régulation.

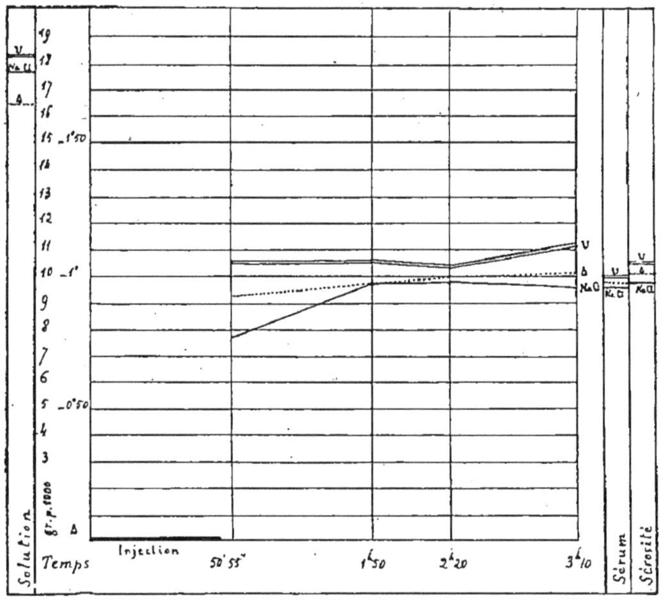

Fig. 10. — Expér. 12.

Quant à l'expérience XI, dans laquelle la solution était hypertonique, elle montre une régulation presque nulle : le liquide introduit ne s'est presque pas éliminé ; le taux du chlorure et celui de l'urée, très voisins l'un de l'autre dans la solution injectée, le sont restés dans les humeurs et dans la petite quantité d'urine émise.

Dans les deux expériences suivantes, afin de recueillir

un plus grand volume d'urines, nous avons arrêté l'injection au bout de 50 minutes, l'effort de régulation a été alors plus efficace.

Exp. 12. — Lapin de 2 kil. 905. Intoxication par le nitrate d'urane (2 millig. en 4 jours). Solution Δ — 1°64 renfermant : chlorure de sodium, 17.8 ; urée, 18,2 p. 1000 ; injection interrompue au bout de 50 minutes, tué au bout de 3 h. 10 ; œdème sous-péritonéal considérable en arrière, reins très distendus.

		Urines			
Temps	Sol. injectée	Volume	Δ	NaCl °/₀₀	Urée °/₀₀
—	—	—	—	—	—
50'	350 cc.	0			
55'		20 cc.	— 0°95	7.8	10.50
1 h. 50		30	— 0°98	9.8	10.50
2 h. 20		15	— 1°	9.8	10.20
3 h. 10		16	— 1°01	9.6	11.08

Solution injectée....	350 cc.	6.23 NaCl	6.37 urée
Urines émises......	81	0.75	0.86
Rétention..........	269	5.48	5.51
Taux d'élimination..	23 °/₀ eau	12 °/₀	13 °/₀
Sérum sanguin......	Δ = — 0°98	9.6	10 urée
Sérosité péritonéale (30 cc.)	— 1°01	9.8	10.5

La régulation a laissé encore beaucoup à désirer : au moment de la mort, deux heures vingt après la fin de l'injection, une sérosité abondante restait épanchée dans le péritoine et le tissu cellulaire. La dérivation interne devait égaler ou dépasser même l'élimination au dehors. Le taux de l'urée l'emportait, dans le sang et la sérosité péritonéale, sur celui du chlorure, le chlorure et l'urée se sont éliminés en proportions assez faibles, d'ailleurs peu différentes l'une de l'autre, et inférieures à celle de l'eau, comme il arrive en cas d'injection hypertonique.

Exp. 13. — Lapin. Intoxication par le nitrate d'urane (2 millig. en 4 jours). Solution Δ = — 1°54, renfermant : chlorure de sodium 16.4, urée 18.4 p. mille, injection interrompue au bout de 50 minutes — tué au bout de 2 h. 5.

Temps	Solution injectée	Urines. Volume	Δ	NaCl °/₀₀	Urée °/₀₀
—	—	—	—	—	—
25'	150 cc	110	— 1°12	2.20	14.4
50'	150	0			
1 h. 20		45	— 1°16	3.60	14.4
1 h. 35		27	— 1°08	4	13.1
2 h. 5		3	— 0°94	8.66	9.4

Solution injectée...	300	4.92 gr. NaCl.	5.52 gr. urée.
Urines émises......	185	0.54	2,79
Rétention..........	115	4.38	2.73
Taux d'élimination..	61 °/₀ eau	10 °/₀	50 °/₀
Sérum sanguin.....	Δ = — 0°90	9.8 gr. NaCl.	7.3 gr. urée.
Sérosité péritonéale (27 cc)..	— 0°88	0.4	7.3

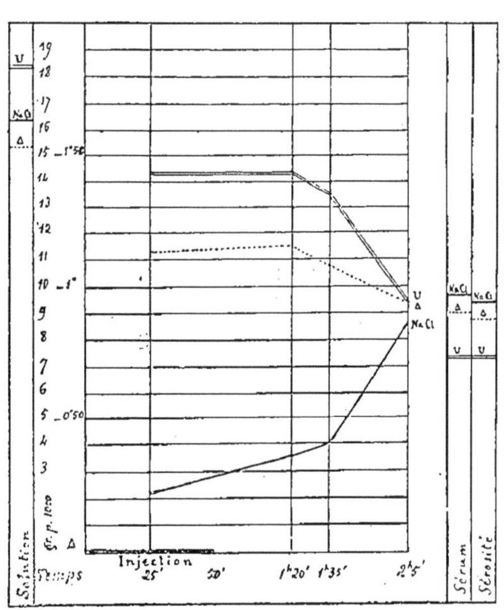

Fig. 11. — Expér. 13.

Ici, comme dans l'expérience précédente, l'élimination de l'eau l'a encore emporté sur celle des substances dissoutes, mais la régulation apparaît d'une façon très évidente, quoique tardive. On voit, en effet, que si l'excrétion de l'urée dépassait encore notablement celle du chlorure à la fin de l'expérience, une heure un quart après que

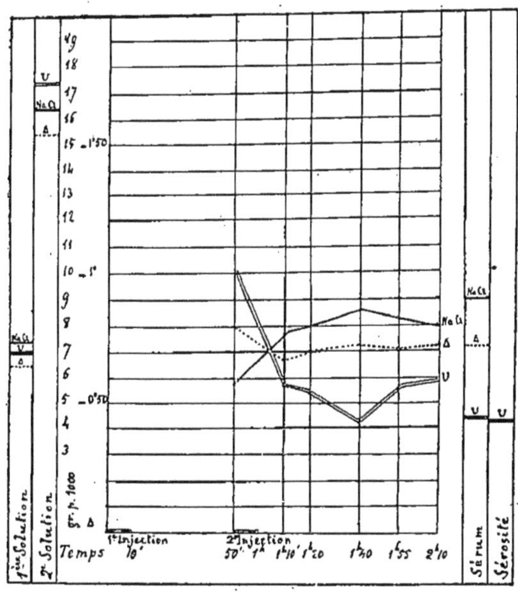

Fig. 12. — Expér. 14.

l'injection eut été interrompue, la courbe de l'urée descendait rapidement, tandis que celle du chlorure montait.

Cette expérience montre aussi que la néphrite uranique n'avait point fait perdre au rein sa perméabilité au chlorure de sodium, puisque ce rein restait capable, après avoir débarrassé l'organisme de l'excès d'urée, de la débarrasser de celui du chlorure.

Dans l'expérience suivante, nous avons injecté successivement, à quarante minutes d'intervalle, une solution isotonique, puis une solution hypertonique.

Expér. 14. — Lapin de 2 k. 500. Intoxication par le nitrate d'urane (2 millig. en 4 jours).

Solution a. Δ = — 0.66 renfermant : Chlorure de sodium 7.4 urée 7 pour 1000 injection de 100 cc en 10 minutes, après un intervalle de 40 minutes, injection de 100 cc en 10 minutes de

Solution b : Δ = — 1°54 renfermant : Chlorure de sodium 16.4. Urée 17.4 pour 1000 tué au bout de 2 h. 10.

		Urines			
Temps	Solution injectée	Vol	Δ	NaCl °/₀₀	Urée °/₀₀
10'	100 cc solut. a				
50'	—	115 cc	— 0.81	5.8	10.10
1 h.	100 cc solut. b				
1 h. 10	—	20	— 0°68	7.8	5. 7
1 h. 20	—	110	— 0°70	8	5. 4
1 h. 40	—	50	— 0°72	8.6	4. 1
1 h. 55	—	40	— 0°71	8.2	5. 7
2 h. 10	—	25	— 0°72	8	5. 9

Solutions injectées.	200 cc	2.38 g. urée NaCl	2 44 g. urée
Urines émises......	360	2.64	2.40
Rétention......	+ 160	+ 0 26	0.04
Taux d'élimination..	180 °/₀ eau	110 °/₀	98 °/₀
Serum sanguin.....	Δ = — 0°72	9 g. NaCl	4.40 g. urée.
Serosité péritonéale (quelques cc)			4.30 —

Solution a :	0.44 g. NaCl	0.70 g. urée
Urines en 50 minutes	0.66	1.11
Rétention...	0.08	+ 0.41

Solution b :	1.64 g. NaCl	1.74 g. urée
Urines en 50 minutes	1.46	0.81
Rétention...	0.18	0.83

Ici la régulation s'est bien accomplie : à la fin de l'expérience, l'animal avait éliminé toute l'eau et tout le chlorure de la solution et ne retenait plus qu'une trace de l'urée. Or le taux de l'urée avait d'abord été plus élevé que celui du chlorure, puis il était ensuite tombé au-dessous.

On doit aussi remarquer que dans les cinquante minutes qui ont suivi la première injection isotonique, l'animal a éliminé la plus grande partie du chlorure reçu et plus d'urée que la dose injectée. Au contraire, après la seconde injection hypertonique, s'il a encore éliminé dans le même temps presque tout le chlorure, il n'a guère éliminé plus que la moitié de l'urée.

En somme, dans les cas d'intoxication uranique, la faiblesse relative du taux du chlorure urinaire ne paraît pas dépendre d'un obstacle à l'élimination rénale, puisque ce taux est susceptible de se relever notablement et rapidement après l'injection du mélange. Quant à l'élévation relative du taux de l'urée urinaire, elle paraît due surtout à l'excès de l'urée sanguine.

Cette hyperazotémie est d'ailleurs un fait habituel dans l'intoxication uranique, ainsi que l'excès de concentration du sang. Dans les tissus eux-mêmes, l'urée peut s'accumuler en quantité considérable, en même temps que le taux du chlorure s'y élève aussi. Dans les muscles d'un lapin qui avait été intoxiqué, mais n'avait pas reçu d'injection, nous avons trouvé environ dix fois plus d'urée qu'à l'état normal et deux fois plus de chlorure (3,35 d'urée et 1 gramme de chlorure °/₀₀). Le sang de cet animal renfermait aussi un excès de ces deux corps : 3 gr. 6 d'urée et 8,4 de chlorure °/₀₀. Chez le lapin de l'expérience XIV, alors que l'élimination des substances injectées était complète, nous avons, du reste, obtenu des résultats analogues : 3,33 d'urée et 1,3 de chlorure °/₀₀ dans les muscles, 4,4 d'urée et 9 grammes de chlorure °/₀₀ dans le sang.

Quel que soit le mécanisme de son action, il est certain que l'empoisonnement par le nitrate d'urane modifie, au point de le renverser, le rapport suivant lequel s'éliminent respectivement le chlorure de sodium et l'urée simultanément introduits dans l'organisme.

D'autre part, nous savons, par les recherches de MM. Achard et Gaillard, que cet agent toxique modifie aussi le rapport de leur absorption. Tandis qu'à l'état normal, comme nous l'avons rappelé plus haut, lorsqu'on injecte dans le péritoine un mélange de chlorure et d'urée, l'urée s'absorbe beaucoup plus vite que le chlorure, cet écart diminue chez l'animal intoxiqué, l'absorption se faisant relativement mieux pour le chlorure et moins bien pour l'urée. Ainsi le nitrate d'urane tend à effacer à la fois la différence d'absorption qui existe au profit de l'urée et la différence d'élimination qui existe au profit du chlorure chez l'animal sain.

Il résulte de l'ensemble de ces expériences que, pendant l'injection intraveineuse de solutions mixtes de chlorure de sodium et d'urée, il se produit des efforts de régulation plus ou moins incomplète : cette régulation peut d'ailleurs se compléter plus tard, lorsqu'on a cessé l'injection.

En général, l'urée s'élimine moins facilement que le chlorure de sodium.

Dans certains cas pourtant, elle s'élimine avec autant d'abondance et même davantage. Ce résultat anormal s'explique alors par plusieurs circonstances susceptibles de s'associer : les unes diminuent l'excrétion de chlorures, les autres augmentent l'excrétion d'urée.

Le chlorure excrété diminue quand sa rétention est nécessaire à la régulation. C'est ce qui a lieu quand le liquide injecté est hypotonique par rapport au sang (expér. III, IV, IX, X), le chlorure reste alors en partie dans le sang et les sérosités pour rétablir la concentration normale.

C'est également ce qui se produit lorsqu'il y a fort peu d'urine émise (expér. IV, IX, X, XI), l'eau qui ne peut sortir de l'organisme gardant dissoute une quantité importante de chlorure : le rôle régulateur du chlorure de sodium rend bien compte de ces faits.

Quant à la prédominance de l'excrétion d'urée pendant l'injection de liquide dans les veines, elle peut être due simplement à ce qu'il restait, au début de l'expérience, dans la vessie ou dans les tubes du rein ou même dans les cellules de cet organe, une certaine quantité d'urée accumulée, qui n'a pu se diluer suffisamment dans le faible volume des urines émises (expér. III). D'autre part, l'excès du taux de l'urée dans l'urine peut aussi tenir à ce que l'urée est déjà surabondante dans le sang avant l'injection intraveineuse et cela en raison de l'obstacle rénal à son excrétion (expér. IX à XIV).

CHAPITRE III

RECHERCHE DE LA RÉTENTION DE L'URÉE

§ 1er. — Variations physiologiques de l'excrétion de l'urée.

Avant de pouvoir incriminer un phénomène de rétention dans les troubles de l'excrétion de l'urée, il faut se mettre à l'abri des causes d'erreur qui peuvent être dues à de simples phénomènes physiologiques et sont susceptibles de faire varier les quantités éliminées. Le cycle qui va des albuminoïdes à l'urée peut être modifié, avant l'arrivée de l'urée au niveau des reins, par des facteurs multiples; il faut tenir compte dans leur nature et dans leur quantité des ingesta générateurs de l'urée d'abord, des phénomènes de nutrition qui se passent dans l'intimité des tissus ensuite. On sait, depuis les travaux de Lehmann, Harley, etc..., que l'alimentation constitue le facteur le plus important des variations physiologiques de l'excrétion de l'urée, et, en partant de ces deux principes, généralement admis, que tout l'azote urinaire provient de l'alimentation, et que dans une alimentation bien réglée, la presque totalité de l'azote urinaire est excrétée à l'état d'urée, on pourra, chez un sujet normal, considérer les variations de l'urée urinaire comme une résultante des ingestions azotées dont elles ne feront que traduire les variations.

Théoriquement, tout l'azote ingéré sous forme d'albuminoïdes doit se retrouver dans les urines sous forme d'urée, et un régime alimentaire contenant une quantité fixe d'aliments azotés doit s'accompagner, chez un sujet normal, d'une élimination uniforme d'urée. (Nous ne tenons naturellement pas compte des variations horaires, après les repas, étudiées par Becker, Voit, Panum, Roger (26), nos dosages portant sur la totalité des urines des vingt-quatre heures). Mais, en fait, cette loi n'est exacte que sous réserve de certaines restrictions.

Il faut tenir compte, tout d'abord, du déficit observé par la généralité des auteurs, entre l'azote ingérée et la quantité correspondante d'urée éliminée. A part Sievert, Boerk et Rievner, qui le considèrent comme nul et prétendent retrouver en urée tout l'équivalent de l'azote ingéré, il existe seulement entre les différents auteurs des divergences numériques dans l'évaluation de ce déficit : 13 à 5 % pour Valentin, Boussingault, jusque 59 (Sace). Après ces premiers auteurs, on trouve des évaluations beaucoup moins élevées : 2 à 3 %, Bidder et Schmidt, Paul Bert, 1 % Voit. Nous avons cité plus haut les chiffres de Maurel, qui donne 20 centigrammes par kilogramme de poids du corps. Il ne s'agit que de variations dans les chiffres absolus, dues probablement à des pertes par le mucus, les desquamations cutanées et intestinales, qui gardent toute leur valeur aux variations relatives des éliminations de l'urée urinaire. Mais ce rapport pour ainsi dire fixe entre l'azote ingéré et l'excrétion uréique ne peut être obtenu que sous certaines conditions. Ces chiffres, en effet, ne sont exacts que pour une alimentation comportant une quantité suffisante de principes azotés, constituant une ration moyenne d'entretien : c'est ce qu'on appelle la loi de Voit.

Quand le régime comporte un excès d'aliments azotés, l'absorption peut être troublée, ce qui ne se produit qu'avec un écart très grand, l'équilibre s'établissant pour une dose inutile ou de luxe.

La suppression de toute nourriture animale au contraire, diminue l'excrétion d'urée, mais cet abaissement ne reste proportionnel que jusqu'à un certain taux minimum, à partir duquel l'urée ne s'abaisse plus, l'organisme consommant pour ses besoins les réserves albuminoïdes qu'il tire de lui-même et vivant sur ses propres tissus; inversement, le retour à un régime moyennement azoté détermine une ascension progressive du taux de l'urée, mais le rapport entre l'urée excrétée et l'azote ingéré ne revient à son chiffre normal qu'au bout de quelques jours. Il se fait donc, après une privation de nourriture azotée, un emmagasinement dans l'organisme (Paul Bert) (27). Il semble que l'organisme récupère les albumines dépensées avant de revenir à son fonctionnement normal.

Cet état de balancement entre les recettes et les dépenses azotées constitue l'état d'équilibre azoté, qui ne peut s'établir que lorsque le régime comporte la quantité d'albumines nécessaire, ce régime d'équilibre sera donc la condition indispensable à toute étude portant sur l'élimination de l'urée. Condition nécessaire, mais non encore suffisante, car il n'est pas possible de tenir compte uniquement de la richesse en albuminoïdes ; il existe, en effet, d'autres aliments agissant d'une façon indirecte sur la transformation des albuminoïdes. C'est ainsi que la graisse (Voit), les hydrocarbonés, qui constituent ce que l'on a appelé les aliments d'épargne, diminuent légèrement l'urée en se combinant avec l'oxygène pour donner de l'acide carbonique et de l'eau en dégageant une quantité de calories qui permettent aux matières azotées d'être utilisés seulement pour l'entretien des tissus. L'ingestion des boissons alcooliques (Darier) (28) diminue également l'excrétion de l'urée, en agissant comme aliment d'épargne.

Enfin, il existe d'autres substances capables d'agir par des mécanismes différents sur l'élimination de l'urée.

L'ingestion de chlorure de sodium augmente pour Quinquaud, Darier, l'élimination de l'urée d'une façon proportionnelle; Loeper (29) constate au contraire, que l'ingestion ou l'injection sous-cutanée de chlorure fait baisser le taux de l'urée urinaire.

Nobecourt et Bigart (30), ont obtenu chez l'animal une augmentation de l'urée par injection sous-cutanée de glycose, qui pour eux agirait sur la fonction uréopoïétique du foie.

Le thé, le café augmentent l'urée.

Nous rappellerons encore que l'ingestion d'ammoniaque augmente également la formation de l'urée.

Enfin, malgré les résultats d'Hoffmann, Bischoff, de Rabuteau, du professeur Debove, il se peut que l'ingestion d'eau (Forster, Voit, Harley, Genth) augmente l'élimination de l'urée, en activant la dépuration organique par un lavage des tissus et la plus parfaite oxydation des éléments (A. Robin). Quoique beaucoup de ces causes n'agissent le plus souvent que d'une façon passagère, un régime fixe permettant d'obtenir l'état d'équilibre azoté devra cependant comporter autant de fixité dans le taux des substances albuminoïdes que dans celui des autres aliments. Mais l'équilibre chimique ne suffit pas, et il faut encore tenir compte d'autres facteurs susceptibles de modifier la façon dont l'organisme utilise ses albuminoïdes. C'est ainsi qu'un grand nombre de physiologistes disent que le travail musculaire détermine la formation d'urée (Draper, Lehmann et Hammond).

Cette influence n'est pas admise par Smith, Bischoff et Voit, Fick et Vislicenius, Parkes, Kauffmann (31). Elle existe seulement, pour A. Gautier, si ce travail s'accompagne d'accélération de la respiration et du pouls, ce qui laisse subsister l'influence de la fatigue.

De même, depuis les travaux de Gamgee et Paton de Byasson, on admettait l'augmentation par le travail intellectuel, influence contestée par d'autres auteurs. L'influence du système nerveux a, en tout cas, été démontrée par Kauffmann, qui a obtenu par section de la moelle et du bulbe des élévations très appréciables de l'urée du sang.

Il faut, par conséquent, pour obtenir avec une même nourriture une même quantité d'urée, que les fonctions de l'organisme soient dans un état d'équilibre parfait, c'est-à-dire que la dépense soit proportionnée à la recette, le travail au combustible.

Or l'organisme doit s'habituer progressivement à utiliser convenablement le nutriment qui lui est nécessaire. Ce n'est donc qu'après plusieurs jours de tâtonnements que l'on peut arriver à ce qu'on est convenu d'appeler l'équilibre azoté (Stickstoffgleichgewicht de Voit.); c'est-à-dire qu'il détruise autant de matériaux azotés qu'il en absorbe.

C'est dans de telles conditions de régime alimentaire, de travail physique et intellectuel uniformes, que l'urée excrétée dans les 24 heures sera exactement proportionnelle à la quantité d'azote contenue dans les aliments, et que l'on pourra tenir compte de ses variations.

La notion de l'équilibre azoté et de sa réalisation par la fixité du régime est de première importance dans toutes les recherches expérimentales qui portent sur l'excrétion de l'urée, tant chez l'animal que chez l'homme. Nous aurons souvent à l'invoquer par la suite.

Il est donc difficile de se mettre à l'abri de toutes ces causes d'erreur. A celles-ci s'ajoutent encore les troubles de l'uréopoïèse au cours des états pathologiques, troubles indépendants d'une rétention rénale, et aussi de simples modifications de la nutrition difficilement accessibles à nos moyens d'étude, qui peuvent avoir une importance considérable et dont l'exemple le plus frappant est le diabète azoturique. Aussi on conçoit l'utilité de procédés cliniques, destinés à renseigner sur la perméabilité rénale à l'urée, et à mettre en évidence la rétention.

§ 2. — Recherche de la perméabilité rénale à l'urée.

En faisant varier l'azote alimentaire d'un individu maintenu à un régime fixe, il est possible de juger de la perméabilité rénale à l'urée d'après les variations consécutives de l'élimination urinaire. C'est le procédé employé par Kornblum (32), qui avait constaté, dans ses expériences, que l'augmentation de l'azote alimentaire produisait moins vite l'élévation de l'urée dans l'urine chez le brightique, que chez le sujet sain, et inversement, que la diminution de l'azote des aliments était suivie moins rapidement de l'abaissement de l'urée urinaire.

Mais Kornblum faisait produire l'urée à l'organisme en lui fournissant les matériaux de sa formation. Or nous venons de voir que la production de l'urée pouvait subir des variations indépendantes de l'excrétion, et par conséquent du fonctionnement rénal.

Aussi est-il préférable de donner l'urée toute faite, et nous avons, avec M. Achard (33), institué une épreuve d'élimination provoquée, *épreuve d'azoturie alimentaire*, qui se fait au moyen de l'ingestion d'une dose de 20 grammes d'urée. L'élimination de l'urée, substance de déchet inassimilable et incapable de se transformer dans l'organisme, n'est plus qu'un phénomène dépendant exclusivement du rein, dont elle juge la perméabilité.

Dans ces conditions, et réserve faite de la quantité d'urée qui a pu se décomposer dans le tube digestif et qui ne paraît pas bien importante en général, l'épreuve donne des résultats assez démonstratifs. Elle nous a permis de constater que, chez le sujet sain, l'urée ingérée s'élimine très promptement, tandis que chez le brightique atteint de sclérose rénale, l'élimination est retardée, amoindrie et prolongée.

D'autres auteurs se sont basés sur le parallélisme qui existe entre la richesse du sang en urée et son élimination urinaire.

Le procédé, destiné à la recherche de la perméabilité rénale de l'urée, proposée par Gréhant (34) consiste à doser comparativement, avec une précision très grande, l'urée du sang et celle de l'urine.

Le rapport des deux poids d'urée trouvée dans des volumes égaux, 100 centimètres cubes d'urine et de sang, montrera avec quelle énergie les reins éliminent l'urée du sang, et ce chiffre pourra servir à mesurer l'activité de ces organes.

Gréhant donne comme rapport, d'après les chiffres obtenus chez un chien normal $\frac{6.000\ \%\ \text{d'urine}}{0.055\ \%\ \text{de sang}} = 124.5$.

Le dosage de l'urée dans l'urine et le muscle d'un malade mort d'urémie lui a donné le rapport suivant, bien inférieur à la normale : $\frac{1.550}{0.155} = 10$.

L'écart à l'état normal est donc grand entre les deux chiffres.

Comme d'autre part, à l'état pathologique, le chiffre de l'urée sanguine peut s'élever notablement, et celui de l'urée urinaire s'abaisser beaucoup, cette comparaison est susceptible de donner des résultats très nets, bien plus nets que si elle se faisait pour une série d'autres substances.

Malheureusement elle exige un dosage très précis et la mise en œuvre d'une technique un peu trop complexe pour les besoins courants de la clinique.

Récemment, MM. Widal et Javal (35) ont proposé une méthode d'évaluation qui se base sur les mêmes principes : déplaçant un des termes de comparaison, ils prennent comme mesure, le rapport de l'urée du sang, non plus à l'urée excrétée mais à l'urée introduite en puissance, sous forme d'azote. Les deux termes de l'*indice de rétention uréique*, suivant l'expression de MM. Widal et Javal sont donc fournis par le chiffre de l'urée sanguine d'une part, et de l'autre, par la quantité d'albumine contenue dans le régime fixe suivi par le malade.

C'est la comparaison de ces deux termes, qui permet d'apprécier le degré de la rétention uréique. Ce procédé, outre qu'il comporte les mêmes complications techniques que celui de Grehant, fait reparaître toutes les causes d'erreur qu'il importe surtout d'éviter et qui sont dues aux variations de l'assimilation des albuminoïdes. Les difficultés sont grandes, en outre, d'obtenir en pratique l'observation strictement nécessaire d'un régime alimentaire, qui ne comporterait pas la plus petite infraction.

On peut d'ailleurs se contenter à la rigueur des résultats fournis plus simplement par d'autres procédés d'exploration.

Si, en effet, les chlorures, dont les propriétés et le rôle biologique sont essentiellement différents, s'éliminent par le rein suivant un mode tout autre que l'urée, celle-ci, par contre, paraît s'éliminer à peu près suivant le même mode que divers corps dont l'organisme cherche également à se débarrasser d'une façon rapide.

Ainsi Nicloux (36) a fait remarquer le parallélisme qui existe sous ce rapport entre la glycérine et l'urée. Nicloux a en effet démontré expérimentalement qu'après injection de glycérine dans le sang, le dosage de la glycérine dans le sang et dans l'urine montre que l'urine contient 10 à 30, puis 30 à 100 fois plus de glycérine que le sang; ces proportions allant en augmentant avec le temps écoulé, il se fait donc au niveau du rein une sélection très intense de la glycérine : l'épithélium rénal fonctionne pour la glycérine du sang, comme il le fait pour l'urée.

Avec M. Achard (37), nous avons fait une comparaison semblable avec une substance étrangère fréquemment utilisée pour l'exploration clinique, le bleu de méthylène. Il importe, pour faire cette comparaison, de connaître les quantités respectives de ces deux corps qui pénètrent dans le rein et qui en sortent.

Or la recherche du bleu et de l'urée dans l'urine étant assez simple, on peut aisément évaluer ce que le rein en excrète.

Pour le bleu, la quantité introduite dans l'organisme dépend de l'expérimentateur.

En ce qui concerne l'urée, nous nous sommes placés dans les conditions de l'épreuve de l'azoturie expérimentale : la quantité d'urée qui se forme étant à peu près unifiée, en mettant les sujets à un régime fixe, pendant quelques jours, nous leur avons fait ingérer une dose constante et quotidienne de 20 grammes d'urée ; en raison de la fixité du régime, on pouvait compter avec une approximation suffisante l'excès d'excrétion comme provenant de l'urée ingérée en nature.

Par l'ingestion répétée plusieurs jours de suite d'urée et de bleu, le bleu donné à la dose de 0.05 centigrammes devenait pour quelque temps une substance habituelle à l'organisme et pouvait ainsi être mis plus exactement en parallèle avec l'urée.

Le bleu était dosé par le procédé colorimétrique de MM. Achard et Clerc (38).

En comparant de cette manière des sujets sains avec des malades atteints de néphrite interstitielle, nous avons obtenu les résultants suivants.

Pour le bleu, si l'on établit les courbes d'élimination, on voit, comme l'avaient signalé MM. Achard et Clerc (39) en 1900, que chez le sujet sain, la quantité éliminée s'élève rapidement, puis se maintient en plateau, et, enfin, lorsque l'on cesse d'administrer cette substance, tombe brusquement. Au contraire, chez le brightique, l'ascension est graduelle et plus lente, le plateau moins net, et la descente traînante. La courbe peut d'ailleurs s'élever aussi haut, et plus haut même parfois que chez le sujet sain, par suite de l'accumulation : car, l'élimination étant incomplète, à la dose nouvellement introduite chaque jour s'ajoute le reliquat de la veille : c'est donc comme si l'on donnait une dose plus forte, et le rein arrive ainsi à en excréter davantage, sans améliorer pour cela son fonctionnement.

A ce moment, on pourrait croire, à considérer seulement la quantité trouvée chaque jour dans l'urine, que l'élimination rénale se fait bien, mais l'état pathologique se révèle de nouveau, quand on supprime l'ingestion de bleu, et, il se traduit par la lenteur avec laquelle descend la courbe d'élimination; pour l'urée, les courbes sont tout à fait comparables à celles du bleu : même brusquerie dans la montée et la descente chez le sujet sain, même lenteur chez le brightique. L'accumulation se manifeste aussi de la même manière chez ce dernier. Au

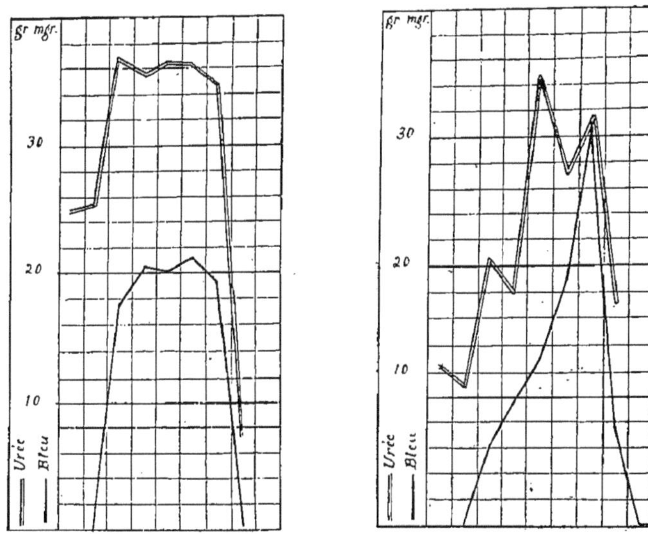

Fig. 13. — Elimination comparée du bleu de méthylène et de l'urée. Le tracé de gauche se rapporte à un sujet sain, celui de droite, à un malade atteint de néphrite interstitielle. Les deux sujets, soumis à un régime fixe, ont absorbé quotidiennement; pendant cinq jours, 0 gr. 05 de bleu de méthylène, et 20 gr. d'urée.

bout de quelques jours, la quantité d'urée excrétée en vingt-quatre heures peut s'élever aussi haut que chez le sujet sain, et même, si l'on considère le taux initial de l'urée urinaire, avant l'ingestion de la dose supplémentaire, on voit que, en réalité, la courbe s'élève davantage. Sur le vu de cette excrétion abondante, on pourrait donc croire aussi, à ce moment, que le brightique élimine fort bien l'urée, et que son rein est parfaitement perméable à cette substance, si l'on n'était averti des effets de l'accumulation qui masque en quelque sorte l'imperméabilité rénale. Dans ces conditions, l'élimination de l'urée se montre assez bien parallèle à celle du bleu de méthylène, dont l'épreuve pourra donner des renseignements assez exacts sur la perméabilité du rein à l'urée.

On ne pourra donc déterminer la perméabilité du rein à l'urée en se bornant à doser ce corps dans l'urine, et à calculer la quantité que doivent en produire les aliments quotidiens. Ce qu'il faut, c'est, ou bien comparer la quantité d'urée qui sort du rein avec celle qui y pénètre, en dosant l'urée dans le sang, ou bien augmenter d'une quantité connue l'urée de l'organisme, au moyen d'une épreuve d'azoturie provoquée. Cette épreuve spéciale nous permet donc de déceler la rétention et de la mesurer.

Il nous reste à l'appliquer à la clinique, et à rechercher les causes pathologiques de la rétention de l'urée.

CHAPITRE IV

CAUSES PATHOLOGIQUES DE LA RÉTENTION DE L'URÉE

La rétention de l'urée peut s'observer avec une fréquence et une intensité variables dans les maladies aiguës et dans les affections chroniques, surtout lorsque la perméabilité du rein est atteinte.

§ 1er. — La rétention de l'urée dans les maladies aiguës.

C'est surtout dans les maladies aiguës qu'interviennent les troubles de la nutrition qui modifient la production de l'urée, et gênent l'étude de son élimination ; l'état morbide peut, parfois d'une façon variable d'un jour à l'autre, modifier la désassimilation des tissus et enlever toute signification aux variations quantitatives de l'élimination.

Aussi est-ce dans ces cas qu'il est difficile d'estimer la rétention de l'urée. L'épreuve de l'ingestion d'urée ne donne pas toujours, en effet, des résultats absolument nets, parce qu'une élimination abondante d'urée consécutive à cette ingestion pourrait coïncider, soit avec une recrudescence de l'urée produite par l'organisme, dont l'état fébrile active la désassimilation, soit avec une décharge résultant du passage dans le sang de l'urée retenue dans les tissus.

Il paraît, en effet, bien vraisemblable, qu'il se produit, principalement aux environs de la défervescence, des décharges d'urée qui ne peuvent être imputées ni à l'alimentation, ni à de brusques recrudescences de la désassimilation, mais qui témoignent bien plutôt d'une accumulation antérieure, c'est-à-dire d'une rétention, tant elles sont comparables aux décharges critiques par lesquelles prend fin la rétention d'autres substances, comme les chlorures.

Ces décharges critiques de l'urée ont longtemps été méconnues. L'action incontestable de l'élévation de la température sur l'excrétion de l'urée, qu'elle exagère en activant les processus de désassimilation, tout au moins au début des pyrexies, et qui peut être suffisante pour masquer les troubles de l'élimination, avait rendu tout à fait classique (Gautier, Méhu, Jaccoud, Dujardin-Beaumetz) la conception du parallélisme à peu près complet de la courbe thermique et de la courbe d'excrétion uréique, la défervescence de la température s'accompagnant d'une chute de l'urée urinaire.

Cependant, de nombreux auteurs apportaient des faits contradictoires, et tentaient de réagir contre cette conception. Charvot (40) essaie, un des premiers, de prouver que la quantité totale d'urée éliminée par vingt-quatre heures est en général diminuée dans la fièvre, et qu'il n'existe pas de rapport entre l'urée et la température. Pour Quinquaud et son élève Fouilhoux (41), l'urée, en général augmentée dans la pneumonie, n'est augmentée qu'au début de la fièvre typhoïde, l'élimination est diminuée pendant la période d'état, puis s'accroît au début de la convalescence ; ils invoquent l'influence des lésions rénales dans cette diminution. Brouardel explique la diminution par l'état du foie.

Du Castel (42) signale des décharges critiques « résultant probablement d'un emmagasinement, pendant la période fébrile ».

Darier fait intervenir l'alimentation, l'influence des boissons alcooliques, les altérations des organes. Il attribue les décharges critiques dans la pneumonie à la fonte et à la résorption de l'exsudat fibrineux.

Fournier (43) rapporte, à l'appui des observations de son maître Maurel, 25 observations où, avec un régime uniforme, l'urée diminuée pendant la période fébrile augmente pendant la défervescence (moyennes de la période fébrile inférieures à celles de la convalescence); il signale que des éliminations élevées pendant la fièvre ont été précédées d'éliminations faibles et discute l'influence de lésions du foie, d'élimination imparfaite avec accumulation dans le sang, et tend à admettre l'hypothèse de troubles de la nutrition par altérations des organes rendant imparfaite la désassimilation. Pour Hache (44), dans la fièvre jaune, l'urée n'est pas régulièrement éliminée, au fur et à mesure de sa production, l'excrétion augmente pendant la défervescence ; il conclut que la diminution tient moins à un défaut de production, qu'à un obstacle à l'excrétion déterminé par des lésions du rein, et que l'urée peut être retenue, emmagasinée pendant un temps variable, pour être ensuite rejetée sous l'influence de causes inconnues. Strauss (45) signale également l'élévation du taux de l'urée du sang dans les affections fébriles et particulièrement dans la pneumonie.

Nous rappellerons enfin les recherches plus précises de Huppert (46), dans la fièvre récurrente, de Engel (47) et de Fr. Muller (48), dans la fièvre typhoïde, qui montrent qu'il se produit pendant la convalescence de ces maladies, une rétention d'azote, c'est-à-dire que l'azote excrété reste inférieur à l'azote introduit par les aliments.

Swenson (49) a constaté également que cette rétention est précédée, au début de la convalescence de la fièvre typhoïde, d'une décharge d'urée, l'excrétion d'azote étant supérieure à l'ingestion; puis, quelques jours après, se produit la rétention d'azote qui diminue ensuite. Le même auteur a vu que dans la pneumonie, la défervescence thermique est suivie de près par une débacle d'urée parfois considérable (dans un cas 40 gr. 80 d'azote, le lendemain de la défervescence); qui se poursuit pendant quelques jours, et à laquelle succède également une rétention d'azote plus importante que dans la fièvre typhoïde.

Il semble donc bien que dans la période d'état des maladies aiguës, la rétention de l'urée est chose fréquente. Elle est facilement masquée par l'exagération des phénomènes de désassimilation qui montre, si l'on se contente de doser l'urée urinaire, une élimination assez élevée, mais on peut la mettre en évidence par l'épreuve de l'azoturie provoquée.

C'est ce que nous avons fait avec M. Achard, chez des

sujets maintenus au régime lacté, et ingérant, chaque jour, la même quantité de lait.

Dans deux cas de fièvre typhoïde, l'un en pleine période d'état, l'autre à la fin de cette période, l'ingestion de 20 grammes d'urée n'a pas fait monter l'excrétion d'azote dans les urines des 24 heures suivantes.

Obs. I, Bichat 19. — Fièvre typhoïde au 18e jour, fin de la période d'état. Urines des 24 heures.

Volume	NaCl	Urée	
—	—	—	
1900	3.80 gr.	29.032	avant l'urée.
1450	3.04 —	29.797	après.
2000	7 » —	33.30	
1950	6.04 —	44.382	

Obs. II, Bichat 12. — Fièvre typhoïde, période d'état.

Volume	NaCl	Urée	
—	—	—	
1125	6.18 gr.	39.037	
1380	4.14 —	41.10	
625	1.18 —	23.506	
700	4.55 —	29.162	avant l'urée.
450	1.12 —	18.112	après.
600	1.08 —	26.664	

Il en a été de même dans un cas de rhumatisme articulaire aigu, dans un cas de pleurésie aiguë, et dans un cas de pneumonie mortelle.

Obs. III, Bichat 7. — Rhumatisme articulaire aigu.

Volume	NaCl	Urée	
—	—	—	
1380	3.03 gr.	52.66	avant l'urée.

Volume	NaCl	Urée	
—	—	—	
2000	3.60 —	54.92	après.
1100	2.97 —	33.12	
1300	5.85 —	36.608	

Obs. IV, Bichat 14. — Pneumonie.

Volume	NaCl	Urée	
—	—	—	
1000	4.70 gr.	19.14	
850	3.48 —	24.913	avant l'urée.
600	1.50 —	18.662	après.
Mort.			

Obs. V, Valleix 17. — Pleurésie aiguë.

Volume	NaCl	Urée	
—	—	—	
250	2.02 gr.	8.1	
800	8.40 —	24.224	avant l'urée.
680	7.07 —	20.308	après.
900	4.23 —	33.615	

§ 2. — La rétention dans les maladies chroniques.

Dans les maladies non fébriles, chroniques, ce sont surtout les affections comportant une lésion rénale dans lesquelles se rencontre la rétention de l'urée.

Cependant, nous devons signaler, en passant, une affection aiguë, non fébrile, la colique saturnine, dans laquelle des diminutions très considérables de l'urée urinaire ont été signalées par Quinquaud, Brouardel, Bouchard. Ces faits sont à rapprocher de la rétention chlorurée qui a été observée dans la colique saturnine ; mais il faudrait, en ce qui concerne l'urée, faire la preuve de la rétention d'une façon précise, l'alimentation presque nulle au cours de la crise pouvant expliquer en partie la diminution de l'urée. La rétention de l'urée est chose fréquente dans l'asystolie et dans les néphrites interstitielles. Dans l'asystolie, les urines peuvent être riches en urée. En réalité, l'excrétion totale reste faible en raison du faible volume des urines. Nous nous sommes assurés de l'existence de la rétention, par l'épreuve de l'azoturie provoquée.

Les malades étaient tous soumis, pendant quelques jours avant l'épreuve, à un régime fixe :

Obs. VI, Magendie 14. — Asystolie avec œdème.

Volume	NaCl	Urée	
280	1.17 gr.	3.704	avant l'urée.
300	0.93 —	3.521	après.
550	1 —	8.190	
550	1 87 —	8.662	

Obs. VII, Laënnec 17. — Insuffisance mitrale, asystolie avec foie cardiaque. Hydrothorax et œdèmes.

Volume	NaCl	Urée	
600	1.90 gr.		
500	1.92 —	12 51	avant l'urée.
700	0.75 —	12.019	après.
700	2.73 —	16.016	
600	2.22 —	22.308	pas d'urée.
300	1.32 —	9.43	

Deuxième épreuve :

Volume	NaCl	Urée	
300	2.4 gr.	10.416	avant l'urée.
400	1.8 —	17.776	après.

Obs. VIII, Magendie 17. — Insuffisance mitrale. Asystolie avec foie cardiaque et ascite.

Volume	NaCl	Urée	
300	0.36 gr.	9.414	
300	1.05 —	9.15	avant l'urée.
400	0.48 —	14	après.
500	0.57 —	11.38	
500	0.60 —	13.66	

Dans les observations I et III, l'augmentation de l'urée, sous l'influence de l'ingestion, est accrue ; dans l'observation II, ascension légère les deux premiers jours, et faible décharge après la troisième dose. Dans ces trois cas, il y a donc élimination insuffisante de l'urée. Il est des cas cependant, où, à la suite de l'épreuve, on voit augmenter le volume de l'urine, ainsi que l'excrétion de l'urée et même des chlorures. L'urée agit alors comme médicament diurétique, nous y reviendrons plus loin.

Dans les néphrites chroniques, la quantité d'urée peut être normale en apparence. L'accumulation, lorsqu'il y a rétention, explique le fait. D'autres fois, elle est diminuée. En général, comme nous l'avons déjà signalé, l'ingestion d'urée démontre l'existence de la rétention. Dans le cas de rétention, l'élimination de l'urée introduite en excès peut se faire suivant différents types : dans quelques cas, l'ingestion répétée plusieurs jours de suite permet d'observer la lenteur de l'ascension et de la descente de la courbe d'élimination.

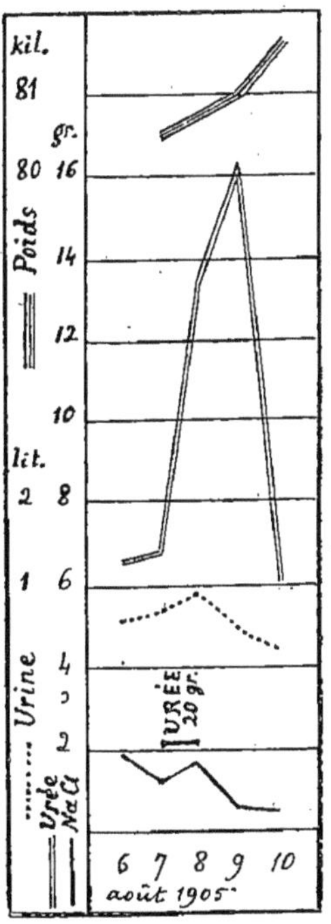

Fig. 14. — Epreuve de l'azoturie dans un cas d'élimination prolongée, les chlorures restent stationnaires, le volume des urines n'est pas modifié, le poids augmente.

Obs. IX, Laënnec 18. — (Dal... Augustine, 73 ans). — Néphrite interstitielle, albuminurie, œdème des jambes peu prononcé, dyspnée nocturne, œdème pulmonaire, bruit de galop.

Du 4 au 12 janvier, 20 grammes d'urée par jour.

Volume	NaCl	Urée	
—	—	—	
1000	4.40 gr.	8.19	avant l'urée.
800	3.23 —	9.072	après
1300	3.12 —	8.008	—
1100	5.92 —	18.304	—
1400	5.46 —	12.012	—

Volume	NaCl	Urée	
1600	5.92 gr.	20.592	Après.
1100	2.75 —	14.157	—
900	2.43 —	11.583	pas d'urée
1200	4.92 —	15.444	

Deuxième période :

700	4.76 gr.	7.944	
600	1.50 —	6.324	
1400	2.52 —	10.40	
1000	4.30 —	11.10	
900	2.61 —	12.78	
800	4.96 —	10.864	
900	3.60 —	20.565	avant l'urée
700	2.17 —	17.999	après l'urée
1100	3.30 —	34.362	—
1000	3.60 —	27.60	—
1500	5.25 —	31.92	—
600	2.16 —	17.142	pas d'urée

Moyenne de l'urée éliminée par jour.

26.50 grammes pendant l'ingestion
11.30 — avant —

Obs. X, Magendie 6. — (Bo... Léa, 19 ans, employée de commerce). — Albuminurie persistante datant de deux ans, sans étiologie, s'accompagnant d'œdème considérable à plusieurs reprises. Transportée à l'hôpital en état de crise d'urémie convulsive avec anasarque considérable. Disparition des crises urémiques, diminution progressive de l'œdème. Il persiste une albuminurie abondante, invariable (8 grammes en moyenne).

Volume	NaCl	Urée	
1200	7.8 gr.	17.328	
1000	4.5 —	16.66	
1000	4.7 —	13.84	avant l'urée

Volume	NaCl	Urée	
—	—	—	
800	10 gr.	20.912	après l'urée
900	3.78 —	11.925	—
1000	6.10 —	14.28	—
1600	8.36 —	28.992	—
1400	2 38 —	25.438	pas d'urée
1400	9.10 —	25.494	

Moyennes :

21 gr. pendant l'ingestion.

16 — avant —

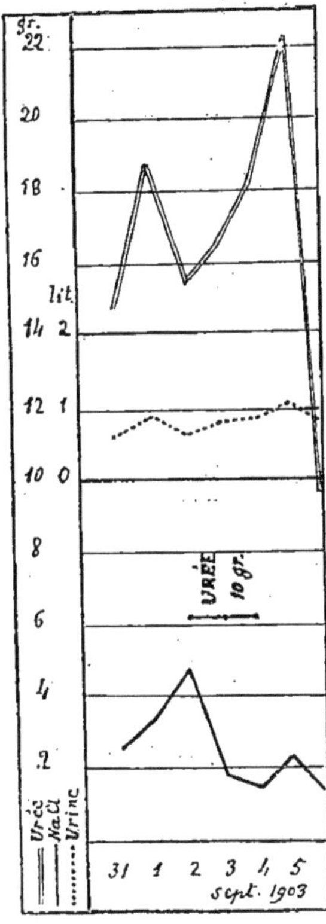

Fig. 15. — Epreuve de l'azoturie dans un cas de cirrhose atrophique. L'élimination de l'urée n'est d'abord pas modifiée, puis décharges brusques, considérables passagères et retardées, les chlorures tendent plutôt à s'abaisser, le volume des urines reste stationnaire.

Dans d'autres cas, on peut observer le phénomène de l'accumulation se traduisant par de fortes décharges d'urée, entre des chiffres plus bas.

Obs. XI, Bichat, 9. — (Fre... Amédée, 52 ans, peintre). — Saturnisme avec liseré, sans coliques ni paralysies. Accidents remontant à un mois seulement. Céphalées, œdème malléolaire, puis anasarque, ascite légère, épistaxis, bruit de galop. Pouls dur et tendu. Albuminurie abondante.

Volume	NaCl	Urée	
—	—	—	
900	9 gr.	11.90	avant l'urée
1125	8 66 —	12.55	après —
2400	12.24 —	26	—
2400	9.36 —	33.26	—
1325	7.81 —	16.19	—
1300	5.33 —	15.39	—
1200	6.60 —	15.42	—

Obs. XII, Laënnec 12. — (Div... Joséphine, âgée de 58 ans). — Albuminurie datant de cinq ans, se montrant par intermittences, permanente depuis trois ans. Troubles visuels très marqués. Céphalée intense et persistante. Œdème léger. Un peu de dyspnée d'effort. Bruit de galop. Pouls tendu. Urines pâles et troubles, légèrement albumineuses.

Volume	NaCl	Urée	
—	—	—	
1900	12.99 gr.	36.29	
1500	7.8 —	33.30	
1000	4.6 —	26.12	avant l'urée
1400	4.48 —	36.568	après —
1300			—
1400	14.84 —	36.61	—
1200	5.52 —	33.792	—

Volume	NaCl	Urée	
—	—	—	
1400	9.52 gr.	33 018	après l'urée
2000	11.20 —	56.34	—
1500	5.10 —	33.21	—
2300	13.80 —	48.436	—
1600	9.60 —	29.024	—
1400	4.62 —	31.976	pas d'urée
1300	7.41 —	26	
1300	9.10 —	28.106	
1100	4.62 —	21.846	
1400	8.96 —	39.788	
1300	4.68 —	21.866	
1350	6.48 —	27	
1400	7	28	

Moyennes.

37.30, pendant l'ingestion.

29, avant et après.

Dans ces cas, les doses maxima éliminées sont supé-

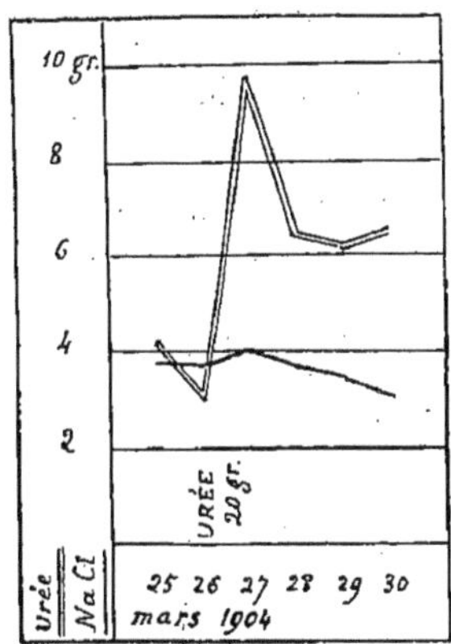

Fig. 16. — Epreuve de l'azoturie dans un cas de néphrite interstitielle, l'élimination est à peine influencée, le taux de l'urée reste cependant un peu plus élevé qu'il ne l'était avant l'épreuve.

rieures à la quantité totale d'urée ingérée, plus celle du régime.

Enfin il est des cas, où aucune ascension de la courbe ne paraît suivre l'ingestion (*Fig.* 16).

Obs. XIII, Bichat 9. (Guill.., Jules, 39 ans, mouleur). — Néphrite interstitielle avec bruit de galop. Urémie respiratoire, mort.

20 grammes d'urée du 25 août au 12 septembre.

Volume	NaCl	Urée	
2000	7.60 gr.	19.15	
1500	5.60 —	23.62	
780	3.04 —	16.21	
600	1.59 —	17.01	
400	0.88 —	13.10	avant l'urée.
580	1.68 —	11.69	après.
675	1.75 —	9.50	—
900	2.61 —	18.14	—
1150	6.14 —	19.	—
800	3.12 —	15.12	—
680	3.32 —	20.36	—
650	3.25 —	18.83	—
600	2.04 —	19.65	—
580	2.08 —	16.07	pas d'urée.
500	1.45 —	11.97	
350	1.29 —	10.58	

Obs. XIV, Bichat 6. — Néphrite interstitielle, avec bruit de galop.

Ingestion de 20 grammes d'urée, pendant 8 jours.

Volume	NaCl	Urée
600	3.06 gr.	13.56

Volume	NaCl	Urée	
—	—	—	
950	5.92 gr,	20.80	
900	5.71 —	13.04	
1900	12.16 —	16.75	
1000	4.70 —	12.60	avant l'urée.
800	4.80 —	18.14	après.
1200	2.76 —	18.90	—
800	4.04 —	14.32	—
1000	4	15.12	—
900	3.69 —	15.87	—
1100	1.28 —	17.32	—
700	3.43 —	13.67	pas d'urée.
670	2.74 —	6.17	—

Obs. XV, Bichat 7. (Bou.., Louis, 62 ans, charretier). — Signes de néphrite ayant apparu il y a 10 mois ; dyspnée, albumine, et léger œdème des membres inférieurs, céphalée, crampes, Pollakiurie nocturne. Bruit de galop.

Volume	NaCl	Urée	
—	—	—	
1450	6.38 gr.	22.80	avant l'urée.
2000	10.20 —	22.88	après.
700	5.55 —	13.313	—
1300	4.55 —	16.731	—
1200	5.64 —	5.148	—
1700	8.50 —	20.658	—
1300	8.19 —	11.063	—
1200	6.96 —	12.012	—
1000	3.90 —	13.58	pas d'urée.
1100	2.75 —	14.938	—
800	1.60 —	12.584	—
600	1.26 —	8.58	—
1200	3.60 —	18.876	—
900	3.15 —	12.87	—
700	1.89 —	10.01	—

Nous avons observé le même phénomène dans un cas de cirrhose.

Obs. XVI, Bichat 4. — Cirrhose atrophique avec ascite.

Volume	NaCl	Urée	
600	2.52 gr.	14.74	
960	3.36 —	18.74	avant l'urée.
700	4.76 —	15.43	après.
840	1.99 —	16.48	—
900	1.53 —	18.14	—
1200	2.28 —	22.17	pas d'urée.
915	1.37 —	9.84	—
630	3.83 —	13.23	
900	4.14 —	14.75	
1200	1.68 —	16.63	

La rétention peut donc être démontrée par les troubles du rythme de l'élimination et par la quantité d'urée excrétée.

Lorsque la rétention est très nette, elle se traduit par une diminution considérable du chiffre de l'élimination. C'est ainsi que dans les observations XIII, XIV, XV, XVI, les moyennes de l'urée excrétée sont respectivement de :

16 gr. 50 pendant la période d'ingestion, et de 17 gr. 50 pendant la période antérieure.

16 gr. 60 contre 14 gr. 10 pendant la période précédente.

14 gr. 50 pendant et de 12 gr. 30 après.

18 grammes pendant, contre 14 grammes.

Il y a donc une fois eu diminution de 1 gr. 30 pendant l'ingestion, et les autres fois augmentation de seulement 2 gr. 50, 2 grammes, 4 grammes par jour.

Dans les observations X et XII, l'urée s'accroît seulement de 5 grammes et de 8 gr. 80. Dans ces cas, la rétention est nette, si l'on compare ces chiffres à ceux que nous avons trouvés chez un sujet normal, où l'augmentation était de 15 grammes.

Dans d'autres cas (observation IX), l'élimination est presque normale, 15 grammes, et le trouble du rythme traduit seul un obstacle léger à l'élimination de l'urée.

Sauf dans les cas où l'urée absorbée ne semble pas s'éliminer, l'ingestion s'accompagne, surtout au moment des maximums d'élimination et des décharges, lorsqu'il y a accumulation, d'une augmentation de la diurèse et du volume des urines des 24 heures.

Dans d'autres cas, où il ne semble pas y avoir rétention, ce phénomène s'observe d'une façon beaucoup plus marquée. L'urée semble alors produire un effet diurétique et provoquer une crise urinaire sur laquelle nous aurons à revenir.

§ 3. — La rétention de l'urée dans les lésions unilatérales des reins.

Ce n'est pas seulement l'épreuve de l'azoturie provoquée, qui démontre l'insuffisante perméabilité du rein malade à l'urée. Lorsqu'il existe des lésions d'un seul rein, et, qu'on recueille séparément l'urine de chaque côté, il n'est pas besoin de régime fixe, ni d'épreuve spéciale, car les deux reins recevant un sang également riche en urée, la différence d'excrétion ne peut dépendre que des différences d'irrigation vasculaire et de perméabilité des membranes. Or, le cathétérisme des uretères, et plus récemment, la séparation intra-vésicale des urines ont mis pleinement en évidence le déficit d'excrétion d'urée du côté malade, que la lésion consiste d'ailleurs en pyélonéphrite suppurée, en tuberculose rénale, en atrophie scléreuse. C'est même l'urée, qui de tous les éléments normaux de l'urine paraît donner la meilleure idée de la valeur fonctionnelle du rein malade. A cet égard on constate entre l'urée et les chlorures une différence frappante.

En général, l'excrétion des chlorures est notablement moins diminuée que celle de l'urée; d'où cette conclusion, que les reins atteints de diverses lésions chroniques laissent ordinairement mieux passer les chlorures que l'urée.

Voici par exemple, un cas de sclérose atrophique d'un rein, provenant du service de M. Achard, dans lequel la séparation faite par M. G. Luys, a donné les résultats suivants :

Rein sain : urine recueillie en 45 minutes, 100 centimètres cubes.

Urée, 6.40 gr. pour mille.
NaCl 4.91 — d°

Rein malade : urine recueillie en 45 minutes, 5 centimètres cubes.

Urée, 1,28 pour mille.
NaCl 2,04 d°

Enfin, Chabrie (50) a observé un fait encore plus net, dans un cas de pyonéphrose. Le cathétérisme des uretères a donné :

Rein sain :

Urée, 29 gr. 50 pour mille.
NaCl 4 gr. 50 d°

Rein malade :

Urée, 4 gr. 50 pour mille.
NaCl 10 gr. 50 d°

Il ne s'agit même plus dans ce cas d'une perméabilité aux chlorures relativement conservée : le rein malade laissant à peine passer l'urée, présenterait pour les chlorures une perméabilité exagérée. Ces exemples typiques sont conformes à la généralité des faits rapportés et M. Albarran (51) a pu conclure que « le rein malade élimine souvent mieux les chlorures que le rein sain » ces faits qui paraissent évidents ont été cependant soumis à la critique d'Ambard (52) qui les explique par un retentissement des lésions du rein malade sur le rein sain ; ce dernier étant en général moins perméable aux chlorures, il s'ensuivrait qu'il doit être considéré comme le plus atteint. Cette hypothèse serait susceptible de jeter un doute fâcheux sur les résultats de la chirurgie rénale qui ne semble pas d'ailleurs se trouver mal de n'en pas tenir compte.

CHAPITRE V

LES VARIATIONS DU TAUX DE L'URÉE DANS L'ORGANISME EN ÉTAT DE RÉTENTION

La rétention de l'urée, conséquence de l'insuffisance de son élimination, doit se traduire par des modifications de son taux dans l'urine et dans l'organisme. D'une part, il y a déficit dans l'excrétion urinaire envisagée dans son rapport avec l'azote introduit, déficit que peut masquer, comme nous l'avons vu, le phénomène de l'accumulation, ce qui enlève toute valeur aux chiffres bruts et implique pour démontrer cette rétention la nécessité d'une épreuve spéciale. D'autre part, l'accroissement de la teneur de l'organisme en urée. L'augmentation de la richesse du sang en urée est le phénomène le plus constant et le plus précoce, qui traduit cette rétention, puis le mécanisme régulateur de la composition du sang dont notre maître M. Achard (53) a exposé la conception, entre en jeu et l'urée étant arrêtée par l'obstacle rénal, lorsque l'accumulation dans le sang atteint certaines limites, il y a tendance à la régulation. Cette régulation doit se faire par déversement, soit vers les émonctoires, ce seront les éliminations supplémentaires d'urée que montre la clinique, soit vers les tissus où l'urée à la faveur des autres substances déversées avec elle, surtout le chlorure de sodium, fera par l'eau de dilution qu'elle appellera tous les degrés de l'œdème, depuis l'œdème histologique jusqu'à l'anasarque. C'est ce que vérifie l'expérience, et, nous allons en envisageant les éliminations anormales de l'urée, son accroissement dans le sang, ses variations dans les exsudats, confirmer l'existence de cette rétention et en compléter la démonstration.

§ 1er. — Elimination de l'urée par les voies accessoires.

Nous avons vu que, dans l'organisme normal, l'élimination de l'urée en dehors du rein était nulle ou insignifiante. Ces voies accessoires prennent au contraire une grande importance, lorsque le rein devient insuffisant.

Ainsi les glandes de la peau, qui n'éliminent par la sueur qu'une quantité minime d'urée, à l'état normal, peuvent en excréter abondamment : on connaît, chez les urémiques et les cholériques, les sueurs d'urée abandonnant par la dessiccation un dépôt pulvérulent sur la peau.

Le tube digestif en élimine également en plusieurs de ses parties : par la salive. Dans un cas d'urémie, où la rétention d'urée était considérable, MM. Debove et Dreyfous (54) ont pu obtenir après une injection de pilocarpine, une élimination de 5 grammes d'urée, dans 400 centimètres cubes de salive. M. Barié (55) en a trouvé 8 gr. 22 dans 850 centimètres cubes de salive, chez un malade atteint de stomatite urémique.

Chez l'animal, MM. Richet et Moutard Martin (56) ont trouvé, par injection d'urée après néphrectomie, 3 grammes d'urée pour 1000 dans la salive. Avec M. Achard, nous avons constaté expérimentalement la sialorrhée chez l'animal, à la suite d'injections intra-veineuses d'urée. Ces faits sont à rapprocher de l'observation de M. Renon (57), qui a observé, dans un cas d'urémie lente, une sialorrhée intermittente, très abondante, distincte de la sialorrhée avec stomatite urémique.

L'estomac peut aussi concourir à débarrasser l'organisme de cette substance. La présence d'urée par les vomissements est signalée dès 1811 par P. H. Nysten (58). Frerichs dit avoir constaté la présence du carbonate d'ammoniaque dans les liquides venant de l'estomac, et Hepp de Strasbourg a également trouvé de l'urée dans les matières vomies et les matières intestinales. Les vomissements des urémiques en contiennent habituellement une certaine quantité.

Chez une femme albuminurique avec vomissements répétés, Ern. Hardy a obtenu 1 gr. 52, 1 gr. 22, 1 gr. 18, par 24 heures.

Chez une malade de Fernet (59) (anurie hystérique et vomissements), la quantité d'urée des matières vomies oscillait entre 0 gr. 58 et 1 gr. 89.

Charcot et Gréhant donnent le chiffre de 2 gr. 50 pour 1000, et Loeper ceux de 1 gr. 40 et 1 gr. 10.

Dans un cas d'urémie avec vomissements très abondants, dont nous devons la communication à notre collègue Lebreton, nous avons trouvé les chiffres plus faibles de 0 gr. 60 pour 1000, pour 3 gr. 2 de chlorure de sodium.

Il est également vraisemblable que la formation de carbonate d'ammoniaque, dans l'intestin et l'appareil respiratoire, où elle se traduit par l'expiration ammoniacale, peut représenter la décomposition d'une quantité assez appréciable d'urée.

Quelle que soit la pathogénie de ces éliminations, qu'il s'agisse d'une élimination supplémentaire réelle ou, comme le pense Loeper d'une élimination simplement passive, le sang et les tissus étant imbibés, et les parenchymes forcés, elles traduisent l'accumulation anormale de l'urée dans l'organisme.

§ 2. — **Modifications du taux de l'urée du sang.**

Le taux de l'urée du sang normal oscille aux environs de 0.16 pour 1000. Picart (60), Zimmermann. Marchand donne 0.18. Weber 0.21.

En tenant compte des augmentations pendant les périodes digestives, ces chiffres peuvent être élevés jusque 0,40 et même 0 gr. 50

A l'inverse de ce qui se passe pour le chlorure de sodium qui présente une fixité remarquable et varie dans d'étroites limites, même à l'état pathologique, l'urée du sang est au contraire une quantité constamment variable.

Ces variations peuvent être considérables dans les états pathologiques, et les modifications physiologiques, bien que moins importantes, sont cependant très appréciables.

C'est ainsi que le sang veineux est plus riche en urée que le sang artériel, de 0 gr. 009 °/₀, pour Gréhant et Quinquaud (61); de 0 à 6 milligrammes, pour Kauffmann (62).

Mais c'est surtout sous l'influence de la digestion, et surtout de la digestion des albuminoïdes, que l'on observe les écarts les plus importants. Picard a vu des écarts de 0 gr. 89 à 1 gr. 25 (63) sous l'influence de la digestion avec un régime animal, de 0,20 à 0,65 avec un régime végétal. Chez le chien Meige (64) indique chez un animal à jeun, le chiffre de 0,47 et de 1 gr. à 1 gr. 10 pendant la digestion.

Chez l'homme, ces écarts paraissent moindres, d'après les observations de Picard, qui n'a pas trouvé de changement dans un cas, 0,157 pour mille à 0,175; de Loeper, qui a vu chez l'homme normal l'urée s'accroître pendant la digestion de 0,16 pour 1000.

Les variations physiologiques paraissent donc de trop peu d'importance pour entrer en ligne de compte, en pratique, dans l'interprétation des résultats, elles sont loin d'atteindre les écarts que l'on observe dans les cas pathologiques.

En effet, lorsque l'urée s'élimine imparfaitement et qu'il y a, par conséquent, rétention de l'urée dans l'organisme, on peut voir la proportion de cette substance s'élever dans le sang. Du moins, cette élévation paraît-elle se produire avec plus de fréquence et à un degré relativement plus considérable que pour les chlorures. On sait, en effet, que lorsqu'il y a rétention des chlorures dans l'organisme, la proportion de ces sels dans le sang n'en reste pas moins fixe et ne subit qu'un accroissement faible et passager. Cela tient sans doute à ce que les phénomènes de régulation s'accomplissent avec une facilité toute particulière pour les chlorures, à cause de leur diffusibilité plus grande. D'ailleurs, pour l'urée elle-même, une série de facteurs tendent à rétablir son taux normal dans le sang : ainsi agissent la dilution régulatrice et l'augmentation de la masse du sang qui en résulte, l'élimination par les voies supplémentaires, la dérivation dans les tissus, enfin la diminution de l'uréopoïèse. Aussi cette rétention d'urée ne peut-elle être mesurée exactement par l'analyse chimique du sang. Son existence peut seule être affirmée, lorsque le taux de l'urée sanguine est considérablement accru, sans que la proposition inverse puisse être tenue pour vraie.

Dans les *maladies aiguës*, l'augmentation de l'urée dans le sang, ou hyperazotémie peut exister : elle a été signalée par de nombreux auteurs : Henderson, Taylor, Marchand, Raisy, Schmidt, Strauss, signalent l'augmentation de l'urée du sérum dans les affections fébriles.

Quinquaud (65), dans 3 cas de rhumatisme trouve les chiffres de 0.22, 0,27, 0.37.

Des chiffres beaucoup plus élevés ont été trouvés dans le choléra.

Quinquaud : 0.70, 0.60, 1.40 ; — O. Shaugnessy : 1.40 ; — Robertson : 1.60 ; 0.75 ; — Chalvet : 3.60 ; Chassaniol : dans la fièvre jaune, donne : 4.20.

Meige rapporte les chiffres suivants : pneumonie : 0.70, 1.48, 1.08 ; — bronchopneumonie : 0.56, 0.55 ; — érysipèle : 0.36.

Yvon dans un cas de fièvre typhoïde 0.52.

Loeper : pneumonie : 0.28, 0.37, 0.41, 0.50. — Fièvre typhoïde : 0.52, 0.42, 0.50, 0.63, 0.30.

Avec M. Achard, nous avons obtenu dans le sérum des chiffres supérieurs à 1 gramme, dans la fièvre typhoïde, la pleurésie, la pneumonie :

Bichat	12,	F. typhoïde	1.42 gr.
—	17,	Pleurésie	1.86
—	19,	—	1.50
—	14,	Pneumonie	0.60
—	20,	—	1.60
—	17,	—	2.14

Dans ce dernier cas, le taux considérable de l'urée s'est abaissé à 1 gr. 15, lorsque la convalescence fut complète.

L'urée du sang semble donc généralement augmentée dans les affections fébriles.

Affections chroniques. — L'augmentation de l'urée du sang dans diverses affections chroniques, a été signalée par de nombeux auteurs. Cette augmentation se retrouve dans des proportions variables, au cours de l'asystolie.

Dans l'asystolie, Loeper trouve une quantité moyenne d'urée de 0.59 et signale un rapport inverse entre l'urée du sérum et l'urée urinaire.

Sur 7 cas, nous avons obtenu dans le sérum 6 fois des chiffres dépassant 1 pour 1000. Dans deux cas, l'urée atteignait le taux de 2 pour 1000.

Magendie	9	Asystolie	1.344
Laënnec	14	—	1.714
Bichat	10	—	2.07
Laënnec	17	—	2.085; 1.28 0.91 (période d'élimination après digitale).
Magendie	14	—	0.48
Bichat	22	—	1.50
Laënnec	6	—	1.75

Dans les cirrhoses avec ascite, sur 5 cas examinés, trois fois elle dépassait 1 pour 1000, et deux fois 2 pour 1000. Dans l'un de ces derniers cas il s'agissait d'une cirrhose à la période d'ictère grave terminal.

Magendie	2	Cirrhose	avec ascite	1.006
Bichat	22	—	—	2.08
Laënnec	1	—	—	1.42
Bichat	11	—	—	1.28
Magendie	18	—	avec ictère grave	2.18

Déjà M. Debove (66), avait trouvé 0.424, dans un cas de cirrhose hypertrophique et attribué la diminution de l'urée urinaire dans les affections hépatiques à une rétention dans le sang.

Mais c'est surtout dans les néphrites chroniques que l'hyperazotémie paraît être fréquente et susceptible d'atteindre un très haut degré.

Sur dix malades, nous n'avons trouvé qu'une fois dans nos analyses de sérum un chiffre faible : 0.33, chez les neuf autres, 13 analyses nous ont toujours donné des chiffres dépassant 1, dont six fois des chiffres dépassant 2. Chez deux de ces malades, morts en crise urémique, le taux de l'urée s'est élevé respectivement à 3 gr. 14, et 3 gr. 86 ; et, chez un autre saigné deux fois, également pour une urémie mortelle, l'urée atteignit les chiffres fort élevés de 4.78 et 5.14.

Laënnec	18,	(Observation IX)	2.69
—	18	—	1.606 1.522
—	6	—	1.665
—	12	—	1.33
	28	Urémie mortelle	3.86
Magendie	6	Urémie	1.71 2.71
—	7		0.33
Bichat	5	Urémie mortelle	1.71 2.14
Bichat	8	—	4.78 5.14

Rappelons, à ce sujet, qu'une observation de MM. Debove et Dreyfous (67) concernant un cas d'urémie par cancer utérin signale dans le sang le chiffre de 4 gr. 40, que Quinquaud, chez un urémique moribond, a trouvé 4 gr. 75 ; Yvon, 2 gr. ; Butte, 4 gr. 755 ; Jaccoud et Berlioz, dans un cas de néphrite aiguë 5 d'urée ‰ de sang, von Jacksch jusqu'à 5 gr. 85 (68). Loeper a constaté comme chiffre maximum 2 gr. 40.

§ 3. — Modification du taux de l'urée dans les tissus.

Ce n'est pas seulement dans le sang que s'élève, en cas

d'obstacle éliminatoire, la proportion de l'urée, mais aussi dans les tissus. Chez les urémiques, MM. Debove et Dreyfous mentionnent dans le cas déjà cité :

0.365 gr. dans le foie.
1.727 gr. dans le cerveau.

Loeper trouve une fois 1 gr. 65 dans le cerveau et, dans un cas d'anurie par cancer utérin :

0.84 gr. dans le cerveau.
0.90 dans les muscles.
2.10 dans le foie.

Dans un fait récent, M. Grehant a trouvé :
1.55 gr. dans les muscles.

Loepert, dans une néphrite :
0.67 gr. dans les muscles.
0.92 gr. dans le cerveau.

Dans un cas de bronchopneumonie :
1.10 gr. dans les muscles.

Chez des cholériques, C. Voit a vu le taux de l'urée des muscles surpasser celui du sang.

Dans les sérosités normales ou pathologiques, l'augmentation de l'urée peut se faire également sentir. Ainsi le liquide céphalo-rachidien des urémiques en contient davantage, d'après Comba (69). MM. Achard et Loeper [1]

[1] M. Achard nous a communiqué un cas personnel où le liquide céphalo-rachidien d'une fillette anurique renfermait quelques heures avant la mort, la la quantité énorme de 6 gr. d'urée °/₀₀.

ont trouvé au lieu de 0 gr. 15 à 0 gr. 55, chez les sujets sains :

0.40 gr. 0.36	Urémie.
0.45 gr. 0.47 0.82	chez des brightiques.
0.32 gr. 1.25	Asystolie.

Dans les sérosités pathologiques, le taux de l'urée est, à vrai dire, fort variable suivant les cas, et aucune indication n'en peut être tirée pour le diagnostic de la maladie qui a produit l'épanchement. C'est ce qui se dégage des analyses de MM. Boy-Teissier et Rouslacroix (70) et de celles de M. Ulrici (71), qui trouve de grande variations, depuis 0 gr. 079 jusqu'aux chiffres considérables de 2 gr. 33 (cirrhose) et 4 gr. 85 (péricardite), et conclut que la teneur en urée des exsudats et transsudats présente des variations considérables indépendantes de leurs causes.

Nous avons nous-mêmes fait des constatations semblables. Dans la sérosité d'œdème, le taux de l'urée a été de 0 gr. 14 °/₀₀, chez une asystolique, et le taux maximum de 1 gr. 35, chez un brightique.

Néphrites. —	Magendie	17, (Amylose)	0.60 gr.
	—	7,	0.63 0.45
	Bichat	9,	0.928
	—	5,	0.35 1.28

Asystolie. —	Bichat	5,	0.231 gr.
	Bichat	10,	2.07
	Laënnec	17,	0.428
	Magendie	14,	0.14
	Laënnec	20,	0.72
Cirrhose. —	Magendie	18,	0.642
Périt. tuberc. —	Magendie	7,	0.315
Compressions. —	Bichat	9 *bis* (tumeur abdominale)	0.857 gr.
	—	8 (anévrisme aorte)	0.35

Dans l'ascite, nous avons vu le minimum de 0 gr. 39 chez deux cirrhotiques et le maximum de 1 gr. 83 chez un asystolique.

Asystolie. —	Magendie	9,	0.887 gr. 1.85 0.62
	Bichat	10,	0.53
Cirrhoses. —	Bichat	11,	0.643
	Magendie	14,	0.500
	Magendie	18,	1
	Laënnec	1,	0.857 1.05
	Magendie	2,	0.392
	Bichat	22,	1.71
	Bichat	11,	0.391 0.857

Dans les liquides pleurétiques, le taux a oscillé entre 0 gr. 33 et 1 gr. 28.

Magendie	19,	0.92 gr.
Bichat	4	1.28
Valleix	17	0.33

Dans un hydrothorax, chez un asystolique, nous avons constaté 0 gr. 30.

Il n'est pas sans intérêt de comparer l'urée des sérosités avec celle du sang et surtout du sérum sanguin.

Nous avons dans tous les cas trouvé une quantité d'urée plus faible dans les sérosités que dans le sérum [1].

Asystolie.	Ascite	Sérum	Sérosité d'œdème
Magendie 9,	0.887	1.344	
Bichat 10,	»	2.07	0.284
	Liquide pleural	**Œdème**	**Sérum**
Laënnec 17,	0.50	0.428	1.28
Magendie 14,	»	0.14	0.48

Cirrhoses.	Œdème	Ascite	Sérum
Magendie 2,	»	0.392	1.006
Bichat 22,	»	1.71	2.06
Magendie 18,	0.642	1.	2.18
Bichat 11	»	0.643	1.13

Néphrites.	Hydrothorax	Œdème	Sérum
Bichat 5,	1.35 1.28		1.71 3.14
Bichat 9,		0.928 0.81	1.35 1.57

Pleurésie.	L. pleural	Sérum
Magendie 9,	0.92	1.50

Néoplasme ascite.	Ascite	Sérum
Laënnec 9,	1.371	2.14

MM. Widal et Froin (72) ont récemment trouvé une proportion d'urée augmentée dans le liquide céphalo-

[1] Nous avions signalé un fait inverse ; il s'agissait d'une erreur de transcription qui fait rentrer cette exception dans la règle générale. (Ch. ACHARD et G. PAISSEAU. *Semaine médicale*, 1903).

rachidien de deux rénaux artério-scléreux et d'un cardiaque et les chiffres énormes de 4.48, 3.73, 4.35 chez trois brightiques, quelques heures avant la mort.

Il apparaît donc nettement que la rétention de l'urée détermine une accumulation de cette substance dans l'organisme, accumulation qui se traduit par une augmentation, plus ou moins considérable, du taux de l'urée dans le sang et dans les tissus, ces faits cliniques sont entièrement d'accord avec ce que révèle l'expérimentation.

§ 4. — **Vérification expérimentale.**

On peut reproduire par l'expérimentation l'accumulation de l'urée dans la rétention, et faire varier artificiellement la teneur de l'organisme en urée lorsque cette substance ne s'élimine plus normalement.

Prévost et Dumas établirent expérimentalement que l'extirpation des reins déterminait l'accumulation de l'urée dans le sang. Claude Bernard et Bareswill (73) après néphrectomie ne retrouvent pas l'urée d'une façon constante dans le sang et supposent qu'il se fait une évacuation intestinale.

En 1868, Voit (74) après ligature des uretères ou ablation des reins chez le chien et le lapin constate comme Prévost et Dumas, que l'urée s'accumule dans le sang, les muscles et tous les organes, en quantité d'autant plus grande que la survie est plus longue. Ces faits sont en partie contestés par les auteurs partisans de la théorie rénale de l'uréopoïèse. Pour Oppler, les quantités d'urée accumulées sont plus considérables après ligature des uretères qu'après néphrectomie. Zaleski n'admet l'hypérazotémie qu'après ligature des uretères.

Richet et Moutard-Martin ne retrouvent après injection d'urée, même avec ligature des uretères, que le huitième de la dose injectée dans le sang, le reste passant pour eux dans les tissus et liquides de l'organisme ou s'éliminant par l'estomac, l'intestin, la salive. Mais M. Gréhant confirme pleinement les données de Prévost, Dumas et Voit. Voici, par exemple, une de ses expériences faites sur le chien.

	Urée °/₀₀ dans le sang.
Avant l'extirpation des reins........	0.88 gr.
4 heures après.....................	2.93 gr.
27 heures après................ ..	2.76 gr.

Les expériences faites par MM. Achard et Loeper (75) ont aussi mis en évidence cette ascension du taux de l'urée sanguine après la ligature des uretères et du pédicule vasculaire des reins. Elles ont montré, de plus, que cette ascension n'est pas indéfinie et qu'au bout de quelque temps, la courbe de l'urée sanguine tend à s'abaisser, ce qui paraît dû à la fois à un phénomène de régulation et à un amoindrissement de la formation de l'urée.

Comme exemple, nous rapporterons une de leurs expériences, faite sur un lapin.

	Urée °/₀₀. dans le sang
Avant la ligature des reins.........	0.50 gr.
3 heures après.....................	2 » gr.
24 heures après....................	3 » gr.
48 heures après....................	1.90 gr.
72 heures après....................	1.90 gr.

Cette élévation du taux de l'urée dans le sang s'accompagne d'une augmentation de l'urée dans les tissus que signale Quinquaud.

Loeper a trouvé 1 gr. 35, après ligature du pédicule rénal.

En ce qui concerne les sérosités, l'ingestion d'urée fait subir à leur composition des variations intéressantes.

Dans le liquide céphalo-rachidien, seule sérosité qu'il soit facile de recueillir chez un sujet sain, nous avons vu le taux de l'urée passer de 0,23 à 0,31, après l'ingestion de 20 grammes d'urée.

Dans les épanchements pathologiques des diverses séreuses, les résultats ont été variables; pourtant, le plus souvent, le taux de l'urée s'est trouvé plus ou moins accru après l'épreuve.

Sur 21 examens, nous avons observé quatorze fois cet accroissement :

	Avant	Après			
Magendie 9, asystolie.	0.887	0.979	= + 0.092	(liq. d'ascite)	20 gr. urée.
Magendie 14, —	0.14	0.857	= + 0.717	(liq. d'œdème)	—
Laënnec 17, —	0.428	0.857	= + 0.429		—
	0.50	0.714	= + 0.214	(liq. pleural)	—
Bichat 8, —	0.35	1.25	= + 0.90	(liq. ascite)	4 jours d'urée.
Bichat 10 —	0.53	0.62	= + 0.09	—	20 gr. urée.
Magendie 2, cirrhose	0.392	0.611	= + 0.219	—	—
Bichat 11, —	0.391	0.441	= + 0.053	—	—
Bichat 6, pleurésie	1.28	1.57	= + 0.29	—	1er jour.
		1.52	= + 0.24	—	5e jour d'urée.
Magendie 19, —	0.92	1.32	= + 0.40	—	20 gr. urée.
Valleix 17, —	0.33	0.61	= + 0.28	—	—
Magendie 7, néphrite	0.63	0.81	= + 0.18	(liq. d'œdème)	—
	0.45	0.67	= + 0.12		7 jours urée.
Laennec 9, néoplasme	1.371	1.428	= + 0.057	(liq. d'ascite)	20 gr. urée.

Cette augmentation a été inférieure à 0 gr. 10 dans

4 cas; elle a dépassé 0 gr. 50 dans le liquide d'œdème d'une asystolie par lésion mitrale (0,71) et dans l'œdème d'une asystolie d'origine aortique (0,90).

Dans 7 cas, il y a eu diminution :

	Avant	Après				
	—	—				
Bichat 22, cirrhose	1.71	1.21	= — 0.50	(liq. ascite)	20 gr. urée.	
Bichat 4, —	0.63	0.56	= — 0.09	—	—	
Magendie 18, ictère	1 »	0.50	= — 0.50	—	4 jours d'urée.	
Bichat 5, néphrite	1.35	1.25	= — 0.25	(liq. hydroth.)	4	—
Bichat 9, néph. saturn.	0.928	0.81	= — 0.118	œdème	6	—
Laënnec 20, asystolie	0.72	0.63	= — 0.09	—	—	—
Magendie 13, amylose	0 60	0.55	= — 0.05	—	—	—

Dans ces 7 cas, trois fois la diminution était insignifiante et inférieure à 0.10; elle a atteint 0.50 dans deux ascites cirrhotiques et dans l'œdème d'une néphrite saturnine.

Il est à remarquer que les variations dans le sérum et les sérosités se font souvent en sens inverse : c'est ce qui s'est produit six fois sur 9 cas, où nous avons fait cette comparaison.

Magendie 18. — Cirrhose biliaire. — Ictère grave.

Liquide d'ascite		Sérum		
NaCl	Urée	NaCl	Urée	
—	—	—	—	
7.16	1.	7.	2.18	avant l'urée
6.90	0.50	7.40	1.57	après —

Magendie 2. — Cirrhose. — Ascite.

Liquide d'ascite			Sérum		
Δ	NaCl	Urée	NaCl	Urée	
—	—	—	—	—	
— 0°52	7.4	0.382	7.80	1.006	avant l'urée
— 0°60	7.	0.611	6.60	1.222	après —

Magendie 9. — Asystolie hépatique.

Liquide d'ascite		Sérum		
Δ	NaCl	Urée	Urée	
— 0°56	6.50	0.887	1 344	avant l'urée
— 0°54	6.24	0.979	1.666	après

Dans ces 3 cas, les variations sont de même sens, ils concernent une cirrhose biliaire, une cirrhose alcoolique, une asystolie hépatique. Il s'agit dans les 3 cas d'une dose unique de 20 grammes d'urée.

Parmi les 6 cas de variations inverses, il y a diminution dans les sérosités et augmentation dans le sérum sanguin chez 3 malades atteints de cirrhose alcoolique, de néphrite interstitielle, et de néphrite saturnine.

Bichat 12. — Cirrhose alcoolique. — Ascite. — Œdèmes.

Liquide d'ascite			Sérum			
Δ	NaCl	Urée	NaCl	Urée	Δ	
— 0°58	7.5	1.71	6.	2.08	— 0°36	avant
— 0°52	6.8	1.21	7.6	2.84	— 0°64	après
— 0°64	7.	0.56	6.8	0.90	— 0°60	

Bichat 5. — Néphrite interstitielle. — Hydrothorax.

Liquide pleural			Sérum			
Δ	NaCl	Urée	NaCl	Urée	Δ	
— 0°66	7.	1.35	8.8	1.71	— 0°76	avant
— 0°54	5.92	1.25	6.64	2.07	— 0°55	après

Bichat 9. — Néphrite saturnine.

Liquide d'œdème			Sérum			
Δ	NaCl	Urée	NaCl	Urée	Δ	
— 0°66	7.02	0.928	7.60	1.55	— 0°68	avant
— 0°60	7.40	0.81	7.20	0.57	— 0°62	après

L'augmentation dans les sérosités avec diminution dans le sérum a été observée chez trois malades atteints de pleurésie, d'asystolie et de néphrite interstitielle.

Magendie 19. — Pleurésie.

Liquide pleural		Sérum
Δ	Urée	Urée
— 0°54	0.92	1.50 avant
— 0°48	1.32	0.84 après

Laënnec 17. — Asystolie.

Sérosité d'œdème			Liquide pleural			Sérum			
Δ	NaCl	Urée	Δ	NaCl	Urée	NaCl	Urée	Δ	
— 0°55	6.3	0.428	— 0°62	6.4	0.50	6.5	1.28	— 0°63	avant
— 0°64	6.3	0.857	— 0°53	6.6	0.714	6.5	0.21	— 0°65	après

Magendie 7. — Néphrite interstitielle.

Sérosité d'œdème			Sérum
Δ	NaCl	Urée	Urée
— 0°51	6.6	0.45	0.33 avant l'urée
— 0°61	6.9	0.67	0,28 après 7 jours d'urée.

Il n'y a pas lieu de s'étonner de ces variations qui, d'une façon générale, n'ont pas une grande importance. En effet celles qui sont légères sont comprises dans les limites des erreurs possibles du dosage. Les autres peuvent être attribuées à des causes multiples. Théoriquement, il est vraisemblable que l'absorption d'une forte dose d'urée élève le taux de ce corps dans le sang d'abord, puis dans les sérosités, mais cette élévation n'a lieu que d'une façon momentanée et pendant un temps qui varie suivant l'activité des émonctoires et la facilité des actions régulatrices, telles que les changements dans la masse du sang et des sérosités, les échanges entre les liquides de l'organisme. Aussi est-il pratiquement malaisé de saisir le moment de cette élévation, puisqu'elle n'existe que lorsque l'absorption est déjà suffisante et que la régulation n'est pas encore accomplie.

On conçoit donc sans peine que l'analyse ne donne pas constamment une augmentation de l'urée dans le sang et les sérosités après l'épreuve d'ingestion ; d'autre part, les échanges qui ont lieu successivement entre le sang et les sérosités rendent compte des variations inverses, qui sont souvent notées entre l'un et les autres ; il paraît difficile au premier abord d'expliquer les cas où l'épreuve est suivie d'une diminution d'urée, à la fois dans le sérum sanguin et dans les sérosités ; mais il y a lieu sans doute d'invoquer alors l'action diurétique exercée par l'urée chez les sujets normaux et chez un certain nombre de malades, d'autant plus que le sujet, qui nous a fourni ce résultat eut précisément une élimination satisfaisante.

Nous voyons donc, au cours de la rétention, les modifications spontanées, ou provoquées artificiellement du taux de l'urée de l'organisme se faire conformément aux lois du mécanisme régulateur de la composition du sang et traduire par leurs variations la tendance à la régulation du sang, qui déverse son excès d'urée par le rein d'abord, dans les limites où la perméabilité de cet organe le lui permet, puis par les divers émonctoires et dans les tissus, lorsque cette voie devient insuffisante.

En général, pour les raisons que nous venons de voir, ces phénomènes apparaissent mal, masqués qu'ils sont par le déplacement d'eau qui en est la conséquence, et se traduisent soit par la dilution, soit par la formation des exsudats. Ceci est surtout marqué pour les chlorures, dont les mouvements ne se font pas sans déplacement simultané d'eau de dilution. C'est pourquoi leurs variations sont difficilement appréciables, tandis que les variations du taux de l'urée, substance à molécules plus grosses et moins osmotiques, qui se déplace avec plus de lenteur, sont plus apparentes et l'accumulation s'en observe plus facilement. Il est une autre raison de l'opposition que l'on a remarquée à ce propos entre les chlorures et l'urée : c'est le siège différent de leur rétention. Les chlorures sont retenus dans l'intimité des tissus, tandis que l'urée arrêtée au niveau du rein s'accumule dans le sang, derrière le barrage rénal.

MM. Widal et Javal ont retrouvé comme nous cette augmentation si fréquente de l'urée du sérum, ils opposent avec juste raison cette rétention avec azotémie à la rétention chlorurée qui ne s'accompagne pas d'augmentation du chlorure de sodium du sang, et pour laquelle ils ont cependant proposé le nom de chlorurémie, ajoutant, il est vrai, plus tard, qu'il « ne préjuge en rien d'une rétention dans le sang ».

Ils distinguent cette azotémie d'une accumulation brutale en y voyant la mise en jeu d'un mécanisme régulateur tout spécial à cette rétention, réglant la quantité contenue dans le sang sur la quantité à éliminer. Nous y retrouvons simplement un phénomène physiologique depuis déjà longtemps vu et signalé : le rapport entre le taux de l'urée du sang et son excrétion urinaire : Picard dit, en effet : « l'urée du sang n'est pas une quantité fixe, mais est soumise aux mêmes lois que les variations de l'urée de l'urine dont elle doit être envisagée comme une cause immédiate ».

Chalvet (rapporté par A. Gautier) va beaucoup plus loin et établit un rapport mathématique entre le taux de l'urée du sang et celui de l'urine : il y aurait dans les différents états pathologiques comme à l'état normal, pour un même volume, autant de grammes d'urée dans l'urine que de centigrammes dans le sang.

Pour MM. Widal et Javal, grâce à ce mécanisme régulateur, le rein améliore son fonctionnement et retrouve exactement la perméabilité qui lui est nécessaire pour assurer le passage de l'urée qu'il doit éliminer.

A proprement parler, il n'y a pas pour nous, dans ce cas, amélioration de la perméabilité celle-ci ne se mesure pas par les chiffres bruts de la substance éliminée, mais par le rapport entre les quantités apportées au rein et celles qui sont éliminées : si on augmente la quantité introduite, le taux de l'urée du sang et de l'urine peut s'élever parallèlement sans que la perméabilité soit améliorée, la différence entre les quantités introduites et éliminées restant la même. L'imperméabilité peut même s'aggraver si la surcharge fonctionnelle est trop grande et la « dose de tolérance », selon l'expression de M. Achard, dépassée.

CHAPITRE VI

CONSÉQUENCES DE LA RÉTENTION DE L'URÉE

Si le taux de l'urée augmente habituellement au cours des néphrites dans le sang, les exsudats, les tissus et arrive jusqu'à être décuplé dans le sang de certains urémiques, on ne saurait cependant attribuer à cet excès d'urée les accidents de l'urémie, comme le voulaient les partisans de la théorie ancienne de l'urémie proprement dite (Bostock, Wilson, Chistison, Rayer). Par l'expérimentation (Cl. Bernard, Fels et Ritter, Cuffer, Richet et Moutard-Martin), on reconnut bientôt que l'urée, même à très haute dose, ne pouvait être considérée comme un poison. L'urée ne possède pas une toxicité bien élevée : Fleischer (76) a pu faire ingérer à des chiens jusqu'à 200 grammes d'urée, sans produire d'accidents, il a pu introduire dans le sang jusqu'à 90 grammes d'urée, et plus de 100 dans le péritoine sans autres résultats qu'une forte diurèse. Bouchard en évalue à la toxicité 6 grammes par kilog d'animal. Les expériences de MM. Lesné et Richet fils (77) montrent même qu'elle peut, comme d'autres substances fort peu nuisibles, telles que le chlorure de sodium, le sucre, amoindrir l'effet toxique des poisons, avec lesquels on l'injecte aux animaux.

L'urée au taux où elle se trouve dans la plupart des cas d'hyperazotémie peut être assez élevée chez certains malades, sans que l'urémie apparaisse, et, d'autre part, on peut voir des urémiques dont le sang ne renferme pas une proportion considérable d'urée. Nous avons observé une malade atteinte de néphrite interstitielle, chez laquelle, après 9 jours d'ingestion quotidienne de 20 grammes d'urée, le taux de cette substance dans le sérum atteignit le chiffre fort élevé de 4 gr. 41 ‰. Or cette femme n'éprouva que quelques malaises et des vomissements. Inversement nous avons vu de petits accidents urémiques apparaître sous forme de dyspnée chez une brightique dont le sérum ne renfermait que 1 gr. 71 ‰ d'urée.

L'hyperazotémie ne saurait donc être considérée comme la cause de l'urémie; mais son rôle n'est pas pour cela négligeable, on peut d'abord y voir l'indice d'une rétention simultanée d'autres corps plus toxiques. Gréhant et Quinquaud (78) qui ont évalué sa dose toxique par injection intraveineuse à la quantité de 3 grammes par kilog d'animal, pensent qu'elle n'agit que par sa quantité, en entravant physiquement les actes de la nutrition. La rétention de l'urée dans l'organisme paraît donc devoir entraîner certaines conséquences d'ordre physique sur lesquels nous avons, avec notre maître, M. Achard (79), attiré l'attention.

Ces effets physiques sont analogues à ceux que provoque l'excès de chlorure de sodium. Il y a toutefois des différences, elles tiennent à ce que l'urée a une molécule plus volumineuse, que son abondance est moindre dans les humeurs, et que son rôle est tout autre, car loin d'être une substance utile dont l'organisme retient soigneusement une importante provision, c'est au contraire un déchet dont il a hâte de se débarrasser. Pour cette raison, la rétention de l'urée n'atteint généralement pas un si haut degré que celle du chlorure de sodium et les effets physiques qu'elle détermine ne sont ni aussi accusés, ni aussi faciles à observer.

§ 1er. — Action sur la concentration.

En ce qui concerne la concentration, les variations du point cryoscopique dans le sang et dans les sérosités ne nous paraissent pas mériter plus d'importance que les variations du taux de l'urée et cela pour les mêmes motifs, à cause des phénomènes de régulation. M. Achard (80) a en outre montré les causes d'erreur susceptibles de vicier les résultats fournis par la cryoscopie du sérum. Il est permis toutefois de se demander si, lorsque la concentration sanguine est augmentée dans les cas de lésions rénales chez l'homme, cette élévation, inconstante d'ailleurs, n'est pas due pour une part à l'accumulation d'urée dans le sang.

Toujours est-il que chez les animaux atteints de néphrites toxiques expérimentales, MM. Richter et Roth ont établi que cet excès de concentration résulte de ce que les produits de désassimilation sont augmentés, et non les chlorures. De même, dans l'anurie provoquée par la ligature du pédicule des reins chez le lapin, MM. Achard et Loeper ont constaté que l'élévation de la concentration sanguine n'est pas due aux chlorures dont le taux reste fixe, mais plutôt à l'urée dont le taux s'accroît; ils ont vu qu'en injectant de l'urée en solution hypertonique dans les veines, après ligature du pédicule on obtenait le même phénomène de régulation qu'avec le chlorure de sodium; concentration excessive du sang (pouvant dépasser 100) suivie d'une diminution qui indique une tendance au retour à l'équilibre normal. MM. Widal et Javal ont accepté cette manière de voir et ont également observé l'action de l'urée sur la concentration du sang.

§ 2. — Action sur la pression artérielle.

La pression artérielle, que les chlorures font monter, comme l'ont démontré les intéressantes recherches de Laufer et de Ambard et Beaujard (81) paraît susceptible d'être influencée aussi par l'excès d'urée. Cette action avait été observée expérimentalement : Ustimovitch (82) au cours de ses recherches avec Ludwig sur l'uréogénèse vit après injection de 3 à 5 grammes d'urée, la pression s'élever dans la jugulaire d'un chien privé de nourriture.

Chiaruttini (83) observa sous l'influence de l'urée une augmentation de la tension artérielle avec ralentissement du pouls.

Nous avons vérifié ce fait cliniquement chez deux malades atteints de néphrite interstitielle dont nous avons observé la tension pendant l'épreuve de l'ingestion d'urée.

Obs. XVII. — Laënnec 18.

Urines			Tension artérielle
Volume	NaCl	Urée	
—	—	—	
1000		11.38	18
200		2.39	18
1200		6.329	21
1900	7.03	12.122	24
1600	5.60	9.776	21
1500	4.20	10.425	21
400	1.68	22.22	21 avant l'urée.
500	2.60	7.225	30 après —
1600	6.40	25.328	21 —
2000	6.80	26.70	18 —
1600	5.92	28.176	18 pas d'urée.
1000	3	17.08	23
2000	11	25	21
1000	4.6	15.83	22
1300	5.85	23.829	24
700	4.55	8.162	17 avant l'urée.
700	2.87	12.367	21 après —
1700	15.47	31.161	27 —
1350	6.42	30.37	23 —
1600	12	31.04	21 —
2000	8	34.44	26 —
1800	6.30	29.052	28 —
1700	8.84	29.584	23 —
1600	8	38.816	22 —
1700	5.1	33.014	21 pas d'urée.
1200	4.32	14.952	25
			25-21-17-17.

Laënnec 6.

Urines			Tension artérielle
Volume	FaCl	Urée	
—	—	—	
700	4.50	16,23	17
600	6.40	13.332	16
600	7.80	13.656	17
600	2 40	10.235	17
600	4.55	15.54	16 avant l'urée.
700	5.90	27.61	15 après —
1000	5.90	27.61	17 —
1300	7.93	33.215	17 —
1200	2.92	35.656	16 —
1200	8.52	31.992	19 —
1300	10.79	34.892	18 pas d'urée.
1500	5.55	18.33	16
1700	9.10	18.27	17

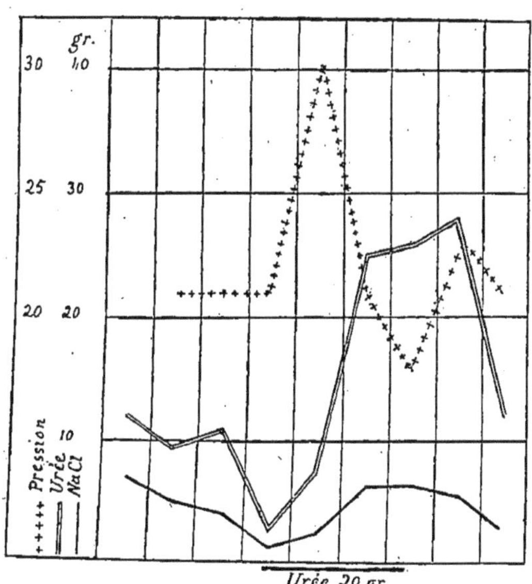

Fig. 17. — Elévation de la pression artérielle produite par la rétention de l'urée. Ingestion d'urée pendant 4 jours dans un cas de néphrite interstitielle : La pression monte au début, tant que l'urée est retenue, puis, lorsque survient la diurèse, elle s'abaisse.

Dans la première observation nous voyons la tension

passer de 21 à 30 après l'ingestion de l'urée; puis, l'ingestion étant continuée quotidiennement, la diurèse survient avec élimination plus abondante de l'urée et la pression retombe à 21, elle descendit même les jours suivants à 18; quelque temps après, une nouvelle ingestion quotidienne d'urée fit encore monter la pression de 17 à 21 et 27.

Dans la deuxième observation, la tension s'élève progressivement de 15 à 19 pendant les 5 jours d'ingestion et redescend ensuite de 16 et 17, après cessation d'urée lors de la plus forte diurèse.

Mais ces modifications qui sont probablement liées à des changements dans la masse du sang, sont difficiles à saisir parce qu'elles sont en tout cas moins nettes et moins régulières que celles auxquelles donne lieu le chlorure de sodium.

§ 3. — **Le rôle de l'urée dans la production de l'œdème.**

Chez un sujet en état de rétention le passage de l'urée en excès dans les tissus pourrait théoriquement provoquer la fixation d'eau. C'est ce que vérifie l'expérience : Il résulte d'une expérience de Voit et Oertel (84) que l'urée en excès ne peut être tolérée dans l'organisme qu'à la faveur de la dilution : Ces auteurs faisaient absorber à un chien 18 gr. 40 d'urée par jour, ce régime fut parfaitement toléré tant que l'animal put boire toute l'eau qui lui était nécessaire. La suppression de l'eau entraîna immédiatement le coma et la mort.

Or dans le cas de dilution régulatrice il y a afflux d'eau salée, c'est ce que démontrent les expériences de MM. Achard et Gaillard (*loc. citat.*) chez les animaux, l'injection d'une solution d'urée, comme de tout autre corps, du reste, provoquait, en même temps qu'un courant d'absorption, un courant inverse de transsudation des chlorures. Ainsi l'excès d'urée dans les tissus provoque leur hydratation saline, et dans les épanchements séreux l'accroissement de leur volume.

MM. Achard et Gaillard ont même pu saisir sur le fait le passage de l'urée dans les tissus : ils ont vu, en provoquant la rétention de l'urée par des néphrites expérimentales ou la ligature des uretères, que la rétention de ce corps avait pour conséquence sa transsudation dans le péritoine.

C'est là un fait que nous avons pu vérifier au lit du malade : Chez une femme atteinte d'une ascite cirrhotique dont le régime déchloruré avait amené la résorption à peu près complète, nous avons injecté dans le péritoine 6 grammes d'urée dans 30 centigrammes d'eau, après avoir retiré par ponction exploratrice un peu de liquide. Quelques heures après l'injection, il était facile de constater que le ventre s'était développé et que l'épanchement avait notablement augmenté. Or, une nouvelle ponction exploratrice pratiquée à ce moment permit de reconnaître que le liquide contenait plus d'urée qu'avant l'injection (0 gr. 71 au lieu de 0 gr. 50 °/₀₀) mais une proportion de chlorure égale (0 gr..60) ce qui veut dire qu'il y avait eu dans la séreuse afflux non pas seulement d'eau, mais d'eau chlorurée.

On est ainsi amené à concevoir que, chez un sujet en état de rétention d'urée, l'œdème puisse se produire à la suite du passage de l'urée en excès dans les tissus. C'est en effet ce que nous avons vu chez une femme atteinte de néphrite interstitielle avec accidents urémiques :

Obs. XVIII. — Pel... Marie, âgée de 61 ans, entrée le 17 décembre 1902, salle Magendie, à l'hôpital Tenon.

Cette femme présente des signes de néphrite interstitielle très évidents : céphalalgie continue, vomissements, bourdonnements d'oreille, sensation de doigt mort, pollakiurie, épistaxis fréquentes, lassitude générale, polyurie et albuminurie (3 gr. d'albumine par litre), douleurs lombaires.

Il n'y a guère qu'une quinzaine de jours que ces accidents sont devenus gênants. A cette époque, la malade a éprouvé des douleurs dans les mains et dans les pieds, des plaques de purpura ont apparu au-dessous de l'ombilic, il s'est produit des vomissements et de la diarrhée, et elle a eu quelques accès convulsifs ayant cédé à la saignée.

Mise au régime lacté qui produit une amélioration rapide, la malade sort de l'hôpital, mais elle y rentre bientôt, le 3 juillet 1903, avec de l'œdème, de la dyspnée, des vomissements.

On institue alors le régime déchloruré pendant quatorze jours : l'œdème et la dyspnée disparaissent, puis la malade est mise au régime ordinaire qui est bien toléré, et son état reste stationnaire, avec persistance de céphalalgie, fatigue, douleurs lombaires, albuminurie (2 gr. environ).

Après une nouvelle sortie, la malade revient à l'hôpital le 12 octobre 1903. La céphalalgie est devenue vive et tenace, les urines ont diminué de volume, la dyspnée est apparue, avec un peu d'œdème des malléoles et de la face. Les urines sont peu abondantes (1 litre environ) et très albumineuses (7 gr.), pas de bruit de galop, on entend dans les poumons quelques râles disséminés. Sous l'influence du repos et du régime lacté les urines montent aux environs de 2 litres, l'albumine tombe à 3 grammes et la dyspnée diminue; mais l'amélioration ne se maintient pas. Les urines diminuent (1 litre), l'albumine remonte à 5 grammes, on établit alors le 22 octobre un régime partiellement déchloruré :

Viande 500 grammes.
Beurre 50 grammes.
Pain déchloruré 200 grammes.
Sel 5 grammes.

L'urine remonte aux environs de 1500 centimètres cubes ; l'albumine reste à 5 grammes. Les chlorures éliminés atteignent environ 3 gr. 30. Le poids qui était de 78 k. 200 le 22, descend à 76, le 26. Le 27, on modifie le régime, tout en maintenant la même ration de sel :

Pommes de terre 700 grammes.
Sucre 100 grammes.
Pain déchloruré 200 grammes.
Beurre 50 grammes.
Fromage blanc au sucre.
Sel 5 grammes.

L'état général reste assez satisfaisant, la dyspnée a disparu, la céphalalgie seule persiste, mais intermittente et moins violente. Il se produit de temps à autre des troubles digestifs, avec vomissements. Le poids reste à peu près stationnaire (76,500-77,200). A partir du 21 novembre, l'état général devient moins bon, il y a un peu de dyspnée, les urines tendent à diminuer, les chlorures également. Le poids remonte à 78 kilogr. 500 le 23 novembre.

Le 29 novembre, il y a des troubles digestifs, une céphalée tenace, de la torpeur. Le 30 novembre, on met la malade au régime complètement déchloruré.

Viande 500 grammes.
Pain déchloruré 200 grammes.
Beurre 50 grammes.
Le poids est de 78 kilogrammes.

Le 1er décembre, comme il n'y a pas d'amélioration, on fait une saignée de 400 grammes.

Le volume de l'urine diminue, de 1.000 il tombe à 400 et 200 centimètres cubes. Les chlorures baissent de 3 grammes à 1 gr. 30 et 0 gr. 30; l'albumine monte de 4 à 14 et 15 grammes. La torpeur s'accentue, la malade s'alimente mal et perd un peu de ses urines; le 4 décembre des convulsions apparaissent par accès, d'abord à la face, puis aux membres supérieurs et inférieurs. Poids 78 kilos 500.

Le 5 décembre, on donne à la malade 20 grammes d'urée quotidiennement pendant trois jours. Le volume des urines n'atteint que 400 à 600 centimètres cubes; les chlorures 0 gr. 80 à 1 gr. 50; l'albumine tombe à 6 et 3 grammes; mais la torpeur augmente et l'œdème apparaît à la face, des crises convulsives surviennent en se répétant.

Le 8 décembre, le coma est complet et l'on fait une saignée de 200 grammes. Mort.

L'examen du sérum à la première saignée donne (1er décembre):

Δ — 0°57. Chlorures 7 gr. 2 °/oo.

A la deuxième saignée (8 décembre).

Δ — 0°57. Chlorures 7,1. Urée 4 gr. 64.

L'autopsie n'ayant pu être faite complètement, les reins seuls ont été examinés, leur volume est à peu près normal, leur surface lisse, leur couleur grisâtre. L'examen histologique montre une sclérose très prononcée : le tissu conjonctif est en majeure partie fibreux, en quelques points seulement on trouve du tissu conjonctif jeune.

Au milieu du tissu scléreux, les tubuli sont déformés, aplatis, atrophiés. Quelques-uns ont leur lumière oblitérée par des boules hyalines ; d'autres, en petit nombre, sont seulement élargis et dilatés.

Les glomérules sont très altérés, beaucoup sont complètement transformés en un bloc fibreux, presque tous les autres sont plus ou moins sclérosés.

Il existe, en outre, une périglomérulite fibreuse souvent très développée, formant un anneau épais de sclérose autour des glomérules. Il n'existe qu'un petit nombre de glomérules sains et hypertrophiés, entourés d'un anneau de périglomérulite, quelques-uns présentent de la dégénérescence hyaline.

Les vaisseaux sont très altérés : ils présentent de l'endopériartérite, un grand nombre sont complètement oblitérés.

Dans ce cas, chez une malade atteinte de sclérose rénale, consécutivement à l'ingestion d'urée au cours de la déchlo-

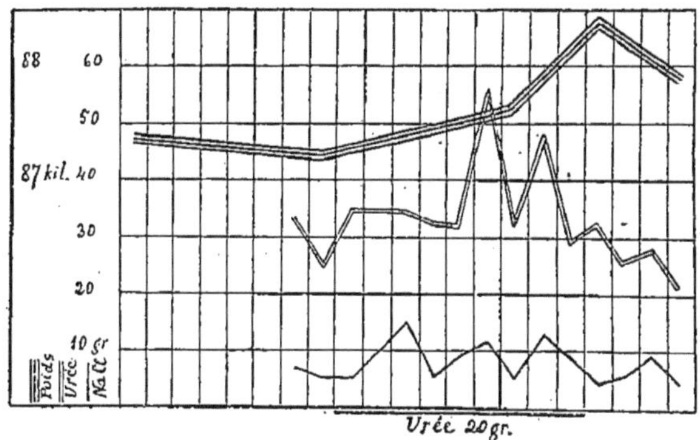

Fig. 18. — Accroissement de poids produit par la rétention de l'urée (Ingestion d'urée pendant 9 jours dans un cas de néphrite interstitielle [1].

ruration, il survient, outre des accidents convulsifs, de l'œdème de la face, et le sérum renferme 4 gr. 80

[1] Voir également (*fig.* 14).

d'urée. Voilà donc un exemple d'œdème survenu sans hyperchloruration et même au cours du régime déchloruré, à l'occasion d'une rétention d'urée.

Dans un autre cas, également chez une malade atteinte de néphrite interstitielle, et qui était soumise à un régime fixe, l'ingestion d'une dose quotidienne d'urée pendant neuf jours, sans aller jusqu'à produire un œdème visible, a donné lieu à une augmentation de poids.

Obs. XII. Laënnec 12.

Moyennes : En dehors de la période d'ingestion.

	NaCl	Urée
	6.60 gr.	29 gr.
Pendant :		
	NaCl	Urée
	8.70 gr.	37.50

Poids :		Urée du Sérum
Avant l'ingestion :	87.300 kg.	avant : 1 gr 33
—	87.200	après : 1 78
Pendant	87.600	—
—	88.300	—
Après	87.900	—

On ne saurait incriminer ici une insuffisante élimination des chlorures, car, pendant la période d'ingestion d'urée, la moyenne d'excrétion chlorurée augmente de 2 gr. 10 ; l'urée par contre, dépasse seulement de 8 gr. 50 la quantité normalement éliminée, alors que le supplément était de 20 grammes. Dans le sérum le taux de l'urée augmente du début à la fin de l'expérience de 0.45.

Ces faits cliniques, joints aux faits expérimentaux, nous

paraissent établir que la rétention de l'urée peut entraîner une hydratation de l'organisme, allant parfois jusqu'à la production de l'œdème. La rétention des chlorures peut ainsi n'être que la conséquence secondaire d'une rétention primitive d'urée. Si le liquide, quelle que soit la cause de l'œdème, a toujours une composition assez uniforme, c'est à cause des phénomènes de régulation humorale dans lesquels les chlorures jouent le principal rôle, l'eau de dilution apporte toujours avec elle une certaine proportion de chlorures.

Sans doute, la quantité d'urée qui passe dans les tissus n'est pas considérable, mais si le phénomène se poursuit d'une façon continue et si d'autres produits de désassimilation que l'urée sont également retenus, on conçoit qu'il s'agisse là d'un facteur d'hydropisie qui ne soit pas négligeable.

Récemment, il a été émis par Ambard (85) une ingénieuse théorie de la pathogénie de la rétention des chlorures et de l'urée et de la formation des œdèmes, qu'il considère comme le résultat de l'action de produits albuminoïdes toxiques formés en excès ou retenus dans l'organisme ; il conteste à l'urée, en tant que cristalloïde, tout pouvoir hydropigène, la coexistence des rétentions chlorurées et uréiques, serait simplement due à l'intoxication de l'organisme par ces substances albuminoïdes, sans que l'une de ces rétentions puisse être la cause efficiente de l'autre, sans que l'imperméabilité rénale à l'urée puisse être invoquée à l'origine de cette rétention.

Ambard oppose ce que Heidenhain (86) appelle les lymphagogues de première catégorie aux lymphagogues de deuxième catégorie, ces derniers comprenant uniquement des cristalloïdes, chlorures, phosphates, sulfates, urée, substances de fort pouvoir osmotique, agissant par dialyse ou osmose, d'une façon surtout mécanique ; les lymphagogues de première catégorie composés uniquement par des albuminoïdes toxiques, de pouvoir osmotique nul, auraient pour propriété de concentrer le sang ou d'empêcher la dilution qui se produit après injection d'une solution hypertonique de cristalloïde. Ce seraient les facteurs essentiels non seulement des œdèmes locaux dits toxiques, mais même des œdèmes généralisés des affections rénales : il s'agirait d'une transsudation active, par phénomène secrétoire provoqué par ses substances, qui échapperaient complètement aux lois de la régulation de l'équilibre moléculaire des humeurs ; les cristalloïdes, chlorures, urée, passant dans ces liquides de sécrétion pour rétablir leur concentration, leur rétention ne serait que secondaire.

Ces faits présentent un intérêt considérable, mais l'interprétation nous paraît susceptible de graves objections.

Ambard se refuse à voir dans ces œdèmes des œdèmes par vaso-dilatation et transsudation, en se basant sur ce fait qu'ils ne s'accompagnent nullement d'hypotension, souvent même au contraire d'hypertension, et il en conclut à une sécrétion active, la preuve n'en semble pas, à notre avis, suffisamment établie : ces œdèmes toxiques ne présentent aucune des particularités qui caractérisent les produits de sécrétion.

Leur constitution chimique ne diffère pas d'une façon appréciable de celle des humeurs de l'organisme, leur concentration en est très voisine et il ne s'y rencontre aucun produit d'élaboration qui puisse les en différencier, ils n'offrent dans leur composition qualitative et quantitative que les caractères de simples transsudats.

Il ne suffit pas que l'on ne retrouve pas dans ces phénomènes les caractères habituels aux transsudations provoquées par les cristalloïdes pour en conclure qu'ils n'obéissent pas aux lois de régulation osmotique : on n'a jamais prétendu que les phénomènes d'échange étaient aussi simples à travers les membranes vivantes qu'à travers les membranes inertes et homogènes : pendant la vie, les actions vasculaires, nerveuses, cellulaires, modifient à tout moment les qualités des parois perméables et le renouvellement des liquides en présence. Nous ne voyons guère que le résultat des actions osmotiques, nous n'en saisissons pas le mécanisme dans tous ses détails, nous ignorons les phases successives du phénomène.

Il est certain que le résultat de l'action des substances dites lymphagogues présente tous les caractères d'une transsudation, mais nous ne connaissons pas les conditions qui provoquent cette transsudation; nous pouvons dire seulement qu'elles sont plus complexes que celles qui régissent la transsudation provoquée par l'action des cristalloïdes.

Ambard objecte que l'urée étant un cristalloïde ne doit pas se comporter autrement que les autres cristalloïdes et en particulier le chlorure de sodium. Or les travaux de M. Achard et de ses collaborateurs ont précisément montré qu'il y avait, sous le rapport des phénomènes osmotiques accomplis in vivo, une hiérarchie entre les divers cristalloïdes des humeurs, ils ont montré que l'urée ne diffère pas d'une façon générale des autres cristalloïdes si ce n'est du chlorure de sodium qui se distingue de tous les autres pas la facilité de sa mobilisation et de son afflux. C'est cette facilité particulière qui lui confère son rôle régulateur de l'équilibre humoral, c'est donc là un raisonnement par analogie, que les faits ne semblent pas confirmer. L'urée n'a d'ailleurs pas de propriétés spéciales, elle n'est pas seule à pouvoir provoquer par sa rétention une rétention secondaire des chlorures, comme l'ont montré MM. Achard et Gaillard.

Nous avons observé des faits conformes à cette manière de voir dans des expériences que nous avons faites avec MM. Achard et Gaillard (87) : à la suite d'injections massives dans les veines de solutions diversement concentrées, nous avons vu la formation de la sérosité, qui représente une action de dérivation défensive, entraîner hors du sang une certaine quantité d'eau et une proportion variable de substance injectée avec en plus du chlorure de sodium accompagnant l'eau en proportion plus éloignée du taux normal et supérieure au taux qu'il possédait dans le sang de l'animal en expérience.

Ces faits confirment pleinement les conclusions antérieures de M. Achard, d'après lesquelles le chlorure de sodium accompagne l'eau d'une façon à peu près obligatoire dans ses déplacements à travers l'organisme, il accomplit ainsi son rôle régulateur et maintient dans les humeurs non seulement une concentration normale, mais encore une composition physico-chimique plus compatible avec les conditions physiologiques; en effet, il y a lieu de remarquer que dans les expériences d'injection hypertonique, s'il se fut agi simplement d'assurer la fixité de la concentration moléculaire totale, il eut suffi que le sang se débarrassât d'une certaine quantité de la substance injectée en excès, le passage simultané de NaCl n'eut pas été nécessaire, mais conformément à ce que montrent MM. Achard et Gaillard, une solution pure de sulfate de soude, de glucose et d'urée, à quelque degré de concentration que ce soit, ne peut être tolérée dans les tissus ou dans les séreuses sans provoquer aussitôt l'afflux de chlorure de sodium, dont la présence est bien plus favorable aux éléments anatomiques.

Cliniquement, les divers cristalloïdes ne se comportent nullement de la même façon, vis-à-vis de la rétention : le fait apparaît d'une façon éclatante dans les cas de lésions unilatérales des reins lorsqu'on fait la séparation des urines; il se retrouve dans l'étude des crises : c'est ainsi que la rétention de l'urée semble, dans la majorité des cas, cesser avant celle des chlorures, comme le prouvent les faits de décharges azoturiques précédant les crises chloruriques.

D'autres cristalloïdes ne paraissent pas retenus au cours des maladies aiguës : MM. Achard, Laubry et Thomas (88) l'ont constaté pour les sulfates formés dans l'organisme. Laubry (89) a même vu, à la période d'état, leur augmentation attribuable à des phénomènes de désassimilation.

Laubry a de même noté une diminution inconstante, notable, faible ou nulle des phosphates au cours des pyrexies; les crises phosphaturiques sont inconstantes, faibles ou quelquefois notables, mais sans rapports avec l'hyperchlorurie. La rétention ne porte donc pas uniformément sur les différents cristalloïdes, elle peut même manquer complètement pour quelques-uns, c'est ce qui explique la dissociation des différentes crises dont MM. Achard et Loeper (90) ont donné une démonstration à la fois clinique et expérimentale en montrant que le bleu de méthylène ou l'iodure de potassium, retenus au cours des pyrexies et accumulés, donnaient lieu à des crises urinaires antérieures, simultanées ou même postérieures à celles des chlorures.

Il ne nous semble donc pas légitime de raisonner par assimilation, il ne suffit pas que les chlorures et l'urée soient tous deux des cristalloïdes pour que l'on puisse pour cette seule raison inférer de l'un à l'autre. Ces faits montrent, au contraire, que ces deux corps ne sont pas obligatoirement liés l'un à l'autre dans la rétention et peuvent être retenus d'une façon inégale. Ce rôle que nous attribuons à l'urée, n'exclue pas d'ailleurs l'action des albuminoïdes toxiques et nous avons insisté avec M. Achard sur ce fait que la rétention de l'urée devait d'autant moins être tenue pour négligeable qu'on devait la considérer comme un témoin de la rétention d'autres corps plus toxiques. La cause de cette différence entre les chlorures et l'urée semble résider dans le siège différent de la rétention pour les chlorures et pour l'urée. Les connaissances actuelles sur la physiologie du rein montrent clairement que l'excrétion de l'urée est une fonction propre de la cellule rénale dont la perméabilité mesure l'élimination de l'urée.

Il n'en est pas de même pour les chlorures filtrés par le glomérule et à la théorie de la rétention rénale s'oppose celle de la rétention dans les tissus. M. Widal (91), qui s'est fait le défenseur de la théorie rénale, invoque pour expliquer l'indépendance de l'élimination des chlorures et de l'urée une imperméabilité rénale d'ordre fonctionnel et élective pour le chlorure de sodium, une dissociation des actes morbides du rein; ce qui s'explique difficilement avec la théorie de Von Koranyi généralement admise aujourd'hui. M. Dufour (92) admet que les chlorures ont sur cet organe une action spéciale excitant ou diminuant son action sécrétoire, mais, outre que la rétention ne fait subir que de faibles variations au taux des chlorures du sang et de l'urine, les expériences faites in vitro par MM. Castaigne et Rathery, celles que nous avons faites in vivo avec M. Achard montrent que les altérations tubulaires produites par le chlorure de sodium sont dues aux effets physiques de la concentration du chlorure bien plus qu'à une action toxique.

Le rôle des tissus dans la rétention des chlorures invoqué depuis longtemps par M. Achard (93) a été admis par de nombreux auteurs : Strauss, Teissier de Lyon et son élève Maurice Raynaud (94), M. Grasset et son élève Gaussel.

Notre maître, M. le professeur Hutinel (95), a décrit au cours des gastro-entérites des jeunes enfants, des rétentions chlorurées indépendantes de toute cause rénale.

M. Béco (96) n'admet pas non plus que la rétention des chlorures soit un phénomène d'ordre rénal. Enfin Castaigne (97) semble avoir apporté la démonstration du siège de la rétention des chlorures dans les tissus : sur des animaux chez lesquels il avait provoqué une néphrite expérimentale, il montre que, tandis que l'injection d'une solution chlorurée par l'artère rénale détermine une élimination normale par l'uretère, inversement l'injection par une artère des membres provoque une perte notable des chlorures retenus par conséquent dans les tissus. Enfin MM. Teissier et Pigache (98) cherchent à expliquer par une combinaison des chlorures avec les albumines la rétention qui pour eux est entièrement indépendante de leur élimination par le rein, la théorie soutenue par M. Achard semble donc rallier successivement les suffrages de tous les auteurs.

En dehors des diverses hypothèses susceptibles d'expliquer la rétention des chlorures dans les tissus : appétit particulier des cellules pour le sel, troubles de la nutrition, diminution de l'activité des éléments anatomiques qui ne dédoublent plus les grosses molécules en un nombre suffisant de petites et appel de chlorures afin de rétablir la concentration normale, il résulte des expériences de MM. Achard et Gaillard que le trouble que l'injection d'une substance indifférente apporte à l'équilibre de composition des humeurs produit un afflux de chlorure et une rétention qui persiste quelque temps :

C'est un mécanisme analogue qu'ont invoqué MM. Garnier et Sabaréanu (99) pour expliquer la rétention des chlorures dans les maladies aiguës, où ils ne seraient retenus que secondairement à une rétention d'eau déterminée par les modifications nutritives engendrées par les maladies.

M. Widal conteste cependant à l'urée tout rôle hydropigène ; son argumentation peut se résumer ainsi : l'urée n'est susceptible de faire appel d'eau salée dans les tissus que si elle s'y trouve en excès par rapport à l'urée du sang; or, ce fait ne se rencontre jamais dans l'organisme en état de rétention uréique; l'expérience que nous avons rapportée plus haut chez un cirrhotique dans le liquide ascitique duquel nous avons injecté de l'urée qui fit appel d'eau chlorurée, n'est donc pas applicable à la clinique.

On ne voit pas d'abord pour quelles raisons l'urée échappant aux règles qui régissent le mécanisme régulateur de la composition du sang, ne passerait pas du sang dans les tissus lorsqu'elle s'y trouve en excès, comme toutes les autres substances, surtout lorsque le rein ne suffit pas à l'éliminer.

Rien ne prouve, en outre, que l'urée accumulée dans les tissus ne puisse s'y trouver à un taux exagéré, les effets de dilution qui interviennent rapidement ne permettent pas de saisir ce phénomène; mais il n'est pas moins remarquable que l'urée atteint dans les tissus et les exsudats des taux parfois considérables, nous avons rapporté plus haut plusieurs dosages, tant de nous-mêmes que de nombreux auteurs, si l'on s'en tient à la moyenne donnée par Baylac qui donne 1 gr. 564 °/₀₀, on voit que la quantité d'urée dans la rétention est au moins triplée par rapport à la normale, on retrouve donc encore ici la différence qui s'observe entre l'urée et les chlorures dans le sang : augmentation considérable pour le taux de l'urée, tandis que celui des chlorures n'est jamais augmenté que dans des proportions minimes et d'une façon très inconstante.

MM. Achard et Gaillard viennent d'ailleurs de montrer

que la rétention expérimentale de l'urée détermine l'afflux de cette substance dans les exsudats péritonéaux.

Nous trouverons encore une preuve du pouvoir qu'à l'urée de déterminer un appel d'eau et l'hydratation dans les expériences de Voit et Oertel dont les conclusions sont que l'urée ne peut être tolérée dans l'organisme qu'à la faveur de la dilution.

M. Widal discute également les observations où nous avons déterminé par l'ingestion d'urée soit l'œdème, soit une augmentation du poids, il s'agit là d'une question d'in terprétation, mais Koranyi et Strauss (voir p. 182) ont vu le régime carné favoriser la rétention des substances salines.

MM. Teissier et Pigache ont été également frappés des rapports étroits qui existent entre l'élimination de l'urée et des chlorures ; il est vrai que leur interprétation diffère : ils voient dans la diminution de l'urée des urines non pas l'effet d'un trouble de la perméabilité, mais celui d'un défaut de formation par suite d'une modification dans les phénomènes de nutrition ; cette opinion n'est pas compatible avec ce fait classique et indiscutable des augmentations énormes du taux de l'urée du sang dans les états de rétention [1]. L'accumulation de l'urée dans les tissus peut donc être considérée comme un facteur possible de l'œdème et la rétention de l'urée peut déterminer une rétention secondaire des chlorures, tant par elle-même que par la

[1] Pigache dans sa thèse entreprend la discussion d'une théorie de la rétention des chlorures basée sur leur combinaison avec l'urée accumulée dans les tissus. Cette hypothèse ne nous appartient pas et n'a jamais été émise dans les publications que nous avons faites avec M. Achard sur ce sujet.

rétention des substances albuminoïdes toxiques dont elle est le témoin.

§ 4. — **Action sur les tissus.**

Le passage de l'urée en excès dans les tissus, consécutif à la rétention, est susceptible d'entraîner des conséquences d'ordre mécanique. On conçoit que l'encombrement des tissus par l'urée puisse déterminer des troubles dans les phénomènes biochimiques qui se passent dans leur intimité et produire des modifications dans les phénomènes de la nutrition, on peut supposer que l'encombrement des tissus par l'urée peut provoquer un ralentissement dans sa production, une élaboration moins avancée de molécules proteïques, c'est-à-dire une formation de corps azotés à plus grosses molécules et à toxicité plus forte. En outre, l'urée jouit vis-à-vis des tissus de propriétés nocives qui lui sont propres.

Les propriétés particulières de l'urée envisagées dans leur action sur les tissus vivants, distinguent entièrement l'urée des autres cristalloïdes qui agissent sur les éléments cellulaires par la concentration moléculaire des liquides où ils sont en dissolution.

Tandis que les solutions salines déterminent, selon leur taux de concentration, les modifications décrites sur les cellules végétales par de Vriès sous le nom de plasmolyse, étudiées in vitro sur les cellules animales par Calugaréanu, Castaigne et Rathery, Achard et Loeper (100), in vivo par Achard et Paisseau (101), Gryns (102), avait au contraire signalé que l'urée, tout en abaissant le point cryoscopique d'une solution, se comportait vis-à-vis des éléments vivants comme si elle n'existait pas : une solution d'urée, quelle que soit sa concentration moléculaire provoque la globulolyse; MM. Achard et Loeper ont observé des altérations considérables de la moelle osseuse dans les solutions isotoniques d'urée; ils ont vu que l'addition de chlorure de sodium diminue cette action et joue un rôle préservateur.

Aussi, avons-nous proposé, avec M. Achard, de distinguer d'après leur cause ces différentes altérations cytolytiques, en appelant tonolyse les effets des variations de la tension osmotique, et toxolyse ceux que déterminent, indépendamment de tout changement osmotique, les substances toxiques.

Ces propriétés cytolytiques permettent de penser que l'accumulation de l'urée dans les tissus, au cours de la rétention, est susceptible d'avoir une influence nocive sur les éléments histologiques. Sans parler des relations que les dermatologistes ont cherché à établir entre l'élimination imparfaite de l'urée et certaines variétés de dermatites (Hardouin 102). M. Gouget (103) a incriminé l'action de l'urée dans certaines lésions du foie observées chez des brightiques et des urémiques. Les travaux de Hanot et Gaume (104) sur le foie brightique, l'hypertrophie du foie signalée chez les brightiques par M. Legendre ont rendu vraisemblable l'existence d'altérations hépatiques liées à l'insuffisance rénale, que peuvent reproduire, en partie tout au moins, les insuffisances rénales expérimentales. Ebstein Popow, Monari (105), ont obtenu des lésions hépatiques variables après ligature des uretères ou des artères rénales.

L'existence d'altérations hépatiques dues à l'existence des poisons urinaires dans l'économie paraît donc nettement établie.

Il est plus difficile de préciser quels sont ceux des poisons urinaires qui peuvent amener ces altérations. Il est probable que toutes les toxines sont susceptibles de jouer un rôle dans la production de ces lésions, mais l'urée, en raison de ses propriétés cytolytiques, des quantités considérables qu'on en retrouve dans les tissus au cours des rétentions doit avoir une action très grande, elle semble en tout cas être à ce point de vue un des principes les plus actifs de l'urine, car Gouget a pu reproduire avec l'urée les mêmes lésions hépatiques que l'on obtient avec l'injection d'urine et les lésions du foie brightique présentent de très grandes analogies avec les lésions obtenues par les injections d'urée. Les lésions du foie brightique décrites par Gaume consistent en une pâleur spéciale de l'organe, ectasie des capillaires du lobule par rétraction des cellules dont les lésions sont particulièrement marquées : elles sont à contours flous, et semblent par place se fusionner entre elles, les noyaux sont considérablement hypertrophiés, le protoplasma est granuleux, fragmenté en petites masses hyalines très réfringentes, creusé de vacuoles plus ou moins spacieuses dans un très grand nombre de cellules ; dans quelques-unes il a complètement disparu et le noyau est un peu moins coloré. Plusieurs auteurs au cours des injections d'urée avaient déjà signalé des lésions du foie. Popow avait vu des cristaux d'urée dans l'intérieur des cellules hépatiques devenues vitreuses. Lichtenstein, Aporti et Plancher (106), notèrent des lésions du foie; Gouget les a spécialement étudiées chez des lapins tués par des injections répétées et à doses croissantes d'une solution d'urée de 16 à 30 %.

Il décrit un aspect bigarré dû à l'alternance de zones foncées, normales et de zones claires correspondant à des zones hépatiques entourant les précédentes.

Les cellules sont normales dans les zones foncées, dans les zones claires, au contraire, beaucoup sont restées de formes et dimensions normales, mais çà et là, il se trouve des cellules augmentées de volume, tendant vers la forme arrondie ou ayant perdu leur noyau, l'intérieur en est absolument clair, incolore, comme vidé de protoplasma, les capillaires qui les séparent sont vides de sang.

A un grossissement très fort on distingue un fin réseau donnant au corps cellulaire comme un aspect craquelé. Gouget compare cette lésion à la tuméfaction transparente observée dans le foie cholérique par Hanot et Gilbert, en faisant remarquer que l'urémie joue un rôle des plus importants dans le choléra.

Gouget conclut de l'analogie entre les lésions hépatiques de l'urémie clinique ou expérimentale à un rôle important de l'urée dans leur production. Il se demande en raison du peu de toxicité de l'urée si elles ne sont pas dues à l'élévation de la concentration moléculaire du plasma, à une action physique plutôt qu'à une action chimique.

Les expériences que nous avons faites avec M. Achard (107), nous ont donné des résultats intéressants sur le rôle possible dans l'organisme de l'action physique de différentes substances et sur l'action particulière de l'urée.

Ces phénomènes en effet ne s'observent pas seulement lorsqu'on fait agir in vitro des solutions diversement concentrées sur les cellules, on les constate aussi lorsqu'on injecte chez l'animal vivant, dans l'appareil circulatoire, une forte quantité de ces solutions et qu'on fixe ces tissus immédiatement après la mort au moyen d'un réactif approprié.

C'est ce que montrent les expériences suivantes, dans lesquelles nous avons injecté dans les veines de lapins des solutions hypertoniques et hypotoniques de chlorure de sodium, de sulfate de soude, de glycose, d'urée, et des mélanges de chlorure de sodium, de lactose et d'urée; l'injection était faite à doses massives, jusqu'à ce que l'animal succombât.

Les fragments de reins aussitôt prélevés étaient fixés par le procédé de Sauer ainsi que des fragments d'intestin dans deux expériences. Des fragments de foie et de cerveau étaient fixés par le liquide de Flemming, pour le premier de ces organes, et par la méthode de Nissl pour le second.

Tableau des Expériences.

Expériences	Solutions injectées			Sérum	Urines
I.	Chlorure de sodium...	Δ = — 0°23	950 cc	Δ = — 0°51	
II.	—	0°32	800	0°40	
III.	—	1°40	400		
IV.	—	1°59	690	0°98	1°14
V.	—	1°50	1005	1°16	1°14

Expériences	Solutions injectées			Sérum	Urines
VI.	Sulfate de soude......	Δ = — 0°18	730 cc	A = — 0°46	0°50
VII.	—	0°21	960	0°44	1°60
VIII.	—	1°20	330	0°82	0°82
IX.	—	1°23	270	0°86	0°74
X.	Glycose...............	Δ = — 0°24	700	A = — 0°48	
XI.	—	1°50	545	0°92	0°80
XII.	—	1°54	900	1°01	0°99
XIII.	—	1°39	600	0°83	0°80
XIV.	Urée..................	Δ = — 0°22	455	A = — 0°41	2°82
XV.	—	0°43	280	0°88	1°88
XVI.	NaCl urée lactose.....	Δ = — 0°24	350	A = —	0°46
XVII.	—	1°48	475	0°90	0°92

Le chlorure de sodium, le sulfate de soude, le glycose nous ont donné, en ce qui concerne le rein, des résultats semblables, à quelques détails près; nous prendrons comme type de description les préparations obtenues avec les solutions de chlorure de sodium.

Examen histologique du rein. — Solution hypotonique de chlorure de sodium (exp. I, *Fig.* 19), à un faible grossissement, la plupart des tubes contournés apparaissent sous forme de tubes pleins dont la lumière centrale est dessinée par une ligne rouge, d'épaisseur variable, plus ou moins sinueuse, figurant des plis et des étoiles; cette ligne est formée par la bordure en brosse des cellules tubulaires venues en contact les unes des autres.

A un fort grossissement, on voit que la bordure en brosse est généralement bien conservée, elle est seulement un peu moins épaisse et sa striation a perdu de sa belle netteté.

La portion basale des cellules tubulaires n'est pas sensiblement modifiée; les bâtonnets ont conservé leur disposition régulière; par contre, la partie centrale supra-nucléaire offre des altérations notables : les granulations sont raréfiées, mal ordonnées ; dans quelques tubes mêmes elles ont complètement disparu, et cette portion de la cellule forme un espace clair, dé-

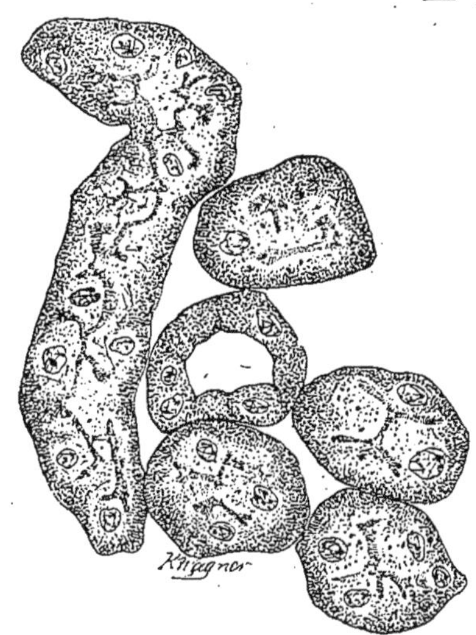

Fig. 19. — Coupe du rein après une injection hypotonique de chlorure de sodium. On constate dans les tubes contournés la disparition de la lumière centrale remplacée par la ligne festonnée et étoilée que forme la bordure en brosse des cellules accolées.

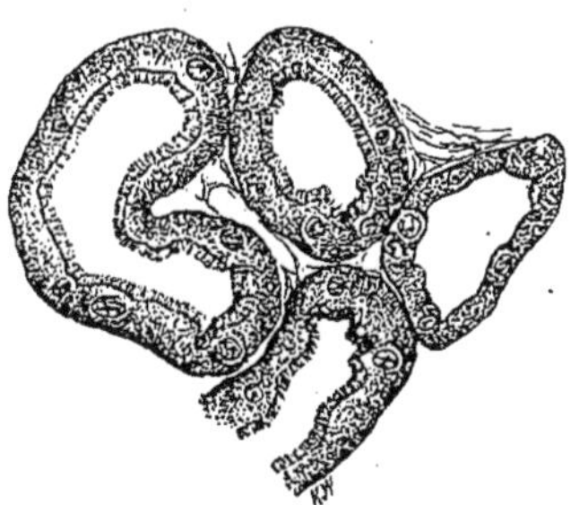

Fig. 20. — Coupe du rein après une injection hypertonique du chlorure de sodium. Ces tubes contournés sont largement béants, les cellules sont très diminuées de hauteur, la bordure en brosse est très nettement striée.

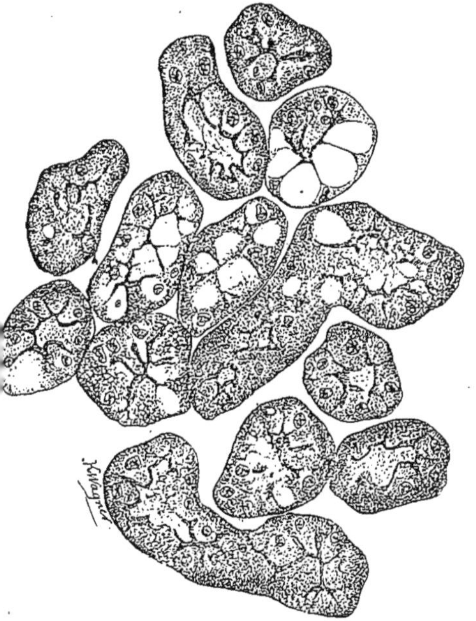

Fig. 21. — Coupe du rein après injection hypotonique de sulfate de soude. Les cellules des tubes contournés sont tuméfiées. La bordure en brosse est accolée et la lumière des tubes est effacée.) Un certain nombre de cellules sont vides de leur protoplasma et transformées en partie ou en totalité en boules claires.

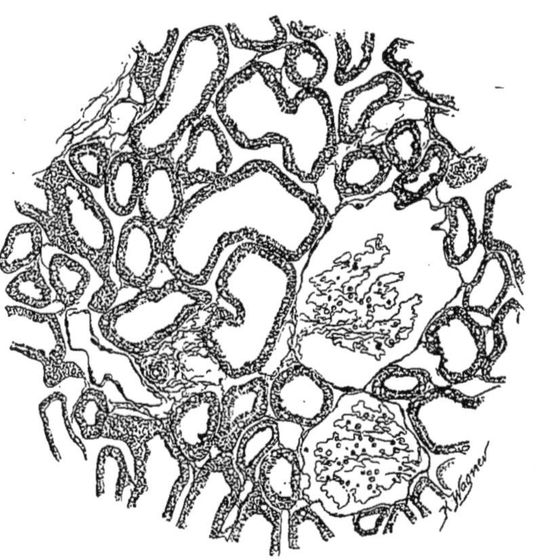

Fig. 22. — Coupe du rein après injection hypertonique de sulfate de soude. On voit à un très haut degré l'augmentation de la lumière du tube et la rétraction des cellules, la bordure en brosse est bien conservée.

pourvu de protoplasma, quelquefois aussi, la portion supra-nucléaire, forme un prolongement saillant dans la cavité du tube : ces modifications s'observent à des degrés très variables; quelques cellules ont même gardé un aspect normal.

Ces altérations ne frappent pas, d'ordinaire, les cellules isolément au milieu d'éléments normaux, leur topographie est, au contraire, tubulaire et toutes les cellules d'un même tube sont atteintes ensemble. Les canaux d'excrétion ne présentent pas d'altérations appréciables.

Les glomérules sont peu visibles, leur peloton vasculaire forme un lacis ténu, et il est probable qu'un grand nombre se sont détachés des coupes.

Le tissu conjonctif intertubulaire ne se distingue presque pas; ces tubes sont en général assez écartés les uns des autres ; et l'on aperçoit seulement quelques filaments fibrillaires extrêmement fins qui les relient.

Solution hypertonique de chlorure de sodium (exp. III, *Fig.* 20). — Les tubes contournés présentent une lumière largement béante. Les bords de cette lumière sont le plus souvent très régulièrement circulaires ; quelquefois seulement ils sont légèrement sinueux. Les cellules tubulaires sont nettement diminuées dans leur hauteur qui n'est plus que celle du noyau, la striation et les granulations sont normales ; l'aspect des cellules est régulièrement homogène; la bordure en brosse, parfaitement conservée, est épaisse et très nettement striée, les glomérules sont normaux et forment un peloton compact.

Le tissu conjonctif intertubulaire est peu apparent, mais on y reconnaît pourtant quelques fibrilles et des noyaux cellulaires. D'ailleurs, ces tubes sont généralement accolés les uns aux autres et ne laissent entre eux que des espaces restreints.

Solution hypotonique d'urée (exp. XV, *Fig.* 23). — Les cellules des tubes contournés présentent un gonflement bien marqué. La bordure en brosse disparaît complètement sur plusieurs points.

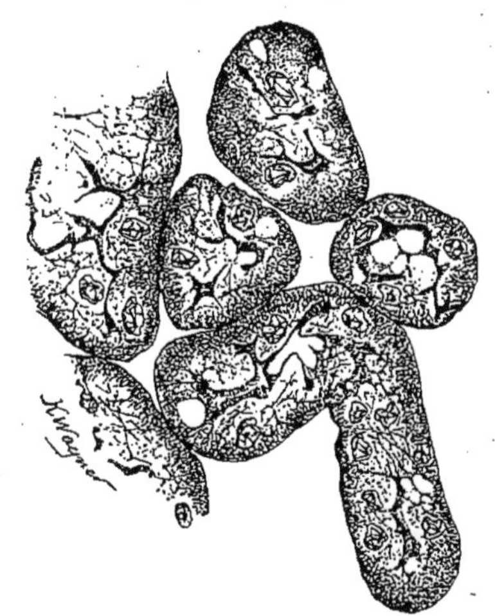

Fig. 23. — Coupe du rein après injection hypotonique d'urée. Les cellules des tubes contournés sont gonflées et partiellement vides.

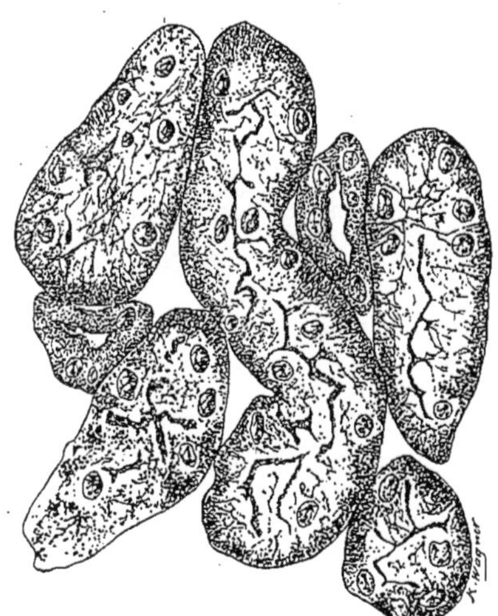

Fig. 24. — Coupe du rein après injection hypertonique d'urée. Les cellules des tubes sont confondues. La bordure en brosse a, en partie, disparu, l'aspect général des deux préparations est le même, on ne retrouve plus la différence si tranchée qu'on voit sur les figures précédentes entre les injections hyper et hypo-toniques.

Dans beaucoup de tubes, les cellules sont claires, quelquefois entièrement vidées de leur protoplasma; un grand nombre semblent éclatées.

Les glomérules présentent un aspect à peu près normal. Le tissu conjonctif intertubulaire ne paraît pas distendu.

Solution hypertonique d'urée (exp XV, *Fig*. 24). — Les cellules des tubes contournés sont très altérées ; elles ont perdu leur contenu, les granulations en sont dispersées, le protoplasma est fragmenté et les cellules sont éclatées. Les tubes sont entièrement remplis de débris cellulaires et la bordure en brosse a complètement disparu.

Il est à remarquer que la différence, si nette avec les autres substances, entre les solutions hypotoniques et hypertoniques ne se retrouve pas ici avec l'urée. Ces tubes semblent seulement un peu plus tassés les uns contre les autres par l'action de la solution hypertonique.

Dans les autres organes, ces altérations sont moins caractéristiques, elles sont mal caractérisées dans le cerveau pour les autres substances et nulles pour l'urée ; dans le foie elles sont très prononcées mais se distinguent mal les unes des autres.

Foie. — Solution hypotonique d'urée (exp. XIV, *Fig.* 25). — L'aspect général est trouble ; les limites cellulaires sont mal dessinées. La préparation est infiltrée par des gouttelettes laquées, homogènes, fortement teintées par l'éosine, répandues en grand nombre dans les interstices des travées cellulaires.

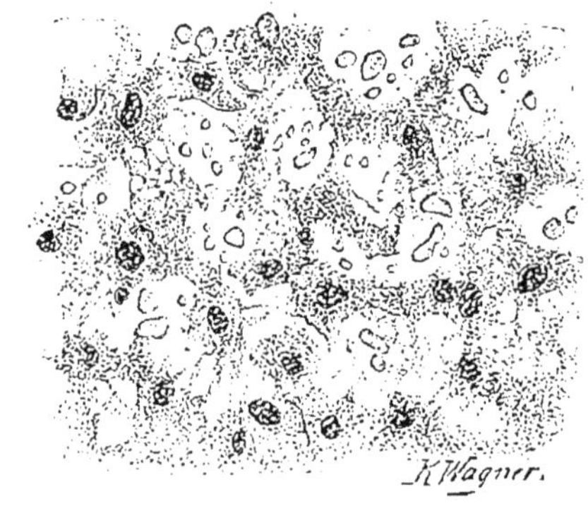

Fig. 25. — Coupe du foie après une injection hypotonique d'urée. Infiltration des gouttes laquées dans les interstices des travées cellulaires très déformées.

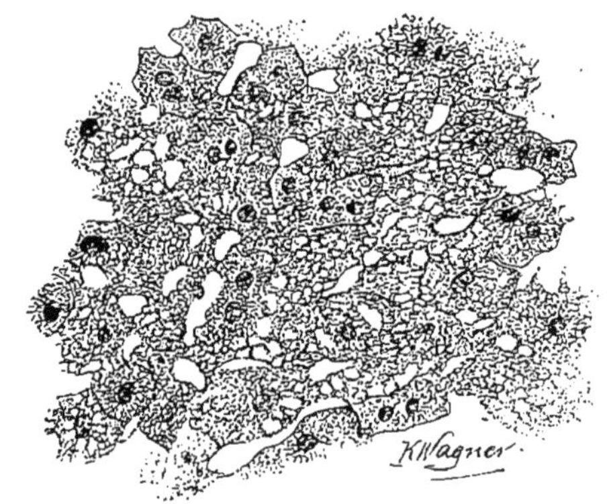

Fig. 26. — Coupe du foie après une injection hypertonique d'urée. Vacualisation des cellules.

Foie. — Solution hypertonique d'urée (exp. XV, *Fig*· 26). — L'aspect général est trouble. Par place on voit des cellules très vacuolisées et comme déchiquetées ; cette lésion caractéristique forme lorsqu'elle porte sur plusieurs cellules voisines un réseau protoplasmique très découpé, laissant dans les intervalles de ses mailles des espaces clairs qui donnent à l'ensemble une apparence dentelé.

En somme, l'ensemble des tissus est manifestement sensible aux modifications de la concentration du sang, cela est vrai non seulement pour des organes comme le foie, mais aussi du rein.

La cellule tubulaire étant en contact par un de ses pôles avec l'urine et par l'autre avec le milieu intérieur, on pouvait se demander si c'est l'urine ou le sang dont la concentration anormale lui fait subir des modifications morphologiques.

Il nous semble que la question peut être aisément tranchée. Dans l'état physiologique, l'urine présente une concentration très variable, et le sang une concentration fixe. Il y a donc lieu de penser, de prime abord, que les changements de concentration de l'urine restent sans effets sur les cellules tubulaires et que la bordure en brosse protège probablement ces éléments d'une façon suffisante. Cette manière de voir se trouve confirmée par nos recherches, en comparant, en effet, la concentration des urines et celle du sang chez les lapins normaux et dans nos expériences. On voit que chez les lapins normaux, la concentration de l'urine est habituellement supérieure au degré cryoscopique de — 1° et ne dépasse guère — 2° or, dans les expériences faites avec les solutions hypertoniques, cette concentration est restée précisément comprise entre ces limites ou est-elle descendue au-dessous. Ce n'est donc pas à une concentration excessive de l'urine que peuvent être attribuées les altérations d'hypertonie, puisque nous les avons trouvées alors même que l'urine s'écoulait avec une concentration normale ou diminuée.

D'autre part, nos expériences montrent que dans le cas

de lésions d'hypertonie, la concentration du sérum a toujours dépassé la normale de même que les altérations d'hypotonie ont toujours coïncidé avec une diminution assez marquée de la concentration normale du sérum.

On peut donc conclure que c'est aux modifications du milieu sanguin, plutôt qu'à celles de l'urine que sont dues les altérations cellulaires du rein.

Un autre argument à l'appui de cette manière de voir peut être tiré de ce qu'on observe pour l'intestin. C'est par la voie sanguine que se fait sentir, pour l'épithélium de ce conduit, l'action de la tonolyse. En effet, nous avons introduit dans des anses intestinales, entre deux ligatures, des solutions salines hypertoniques et hypotoniques et, après un contact de 10 à 20 minutes, nous avons fixé des fragments de leurs parois par la méthode de Sauer : or, nous avons pu ainsi nous assurer que ces solutions, agissant seulement par la surface libre de la muqueuse comme dans les conditions physiologiques ne déterminaient aucune modification appréciable de tonolyse.

MM. Nobécourt et Vitry qui ont étudié chez le lapin les modifications des solutions chlorurées sodiques dans l'intestin (108), nous ont dit n'avoir pas constaté non plus d'altérations appréciables de l'épithélium. Au contraire, nous avons trouvé des modifications manifestes après les injections massives dans les veines.

Ces modifications morphologiques observées dans les tissus semblent donc bien dues à une concentration anormale du sang.

L'action de l'urée semble au contraire toute particulière,

conforme aux propriétés cytolytiques spéciales à cette substance sur lesquelles Gryns, Quinton ont attiré l'attention.

Les injections hypotoniques d'urée ont déterminé dans le rein des lésions assez comparables à celles obtenues avec les autres substances; au contraire, les injections hypertoniques y ont provoqué des altérations très accentuées, mais qui n'ont pas présenté le même type que celles obtenues avec d'autres substances et qui n'offrent guère de différence suivant que la solution injectée est hypotonique ou hypertonique.

Comme ces auteurs, nous avons observé que l'urée mélangée avec du chlorure de sodium et du lactose (exp. XVI) et XVII en solutions hypotoniques et hypertoniques détermine alors des modifications morphologiques qui rentrent dans la règle générale.

Les lésions déterminées dans le foie par les solutions pures d'urée sont à rapprocher de celles obtenues expérimentalement par Gouget et des descriptions de Hanot et Gaume.

Si les lésions obtenues avec les différentes substances injectées sont comparables entre elles pour un même degré de concentration et semblent dépendre davantage de leurs propriétés physiques que de leurs propriétés chimiques, l'urée présente au contraire des caractères particuliers en rapport avec les propriétés spéciales qu'elle possède vis-à-vis des tissus. C'est qu'il s'agit là d'altérations toxiques, de toxolyse et non de tonolyse.

L'accroissement considérable de l'urée dans l'organisme

et dans l'intimité des tissus, permet de lui attribuer un rôle très important dans la production des lésions observées dans certains organes, et en particulier dans le foie au cours des imperméabilités rénales.

CHAPITRE VII

LES CRISES AZOTURIQUES

Lorsque cesse la rétention et qu'il se produit une débâcle d'urée, la théorie indique que les tissus et les sérosités se déversent d'abord de leur excès d'urée dans le sang, le sang doit à son tour décharger son excès d'urée par l'urine, cette étude comporte donc pour l'urée comme pour les autres substances l'étude de la crise hématique et de la crise urinaire.

§ 1er. — Crises azotémiques.

Le taux de l'urée dans les sérosités et dans le sang ne peut pas plus donner, et pour les mêmes raisons, la mesure de la décharge d'urée qu'il ne pouvait donner celle de la rétention ; lorsque la masse des produits et des liquides retenus dans les tissus est chassée dans le sang, cette résorption doit s'accompagner de modifications dans la concentration du sang et d'une augmentation des principes éliminés mais c'est là un phénomène éminemment transitoire qui passe le plus souvent inaperçu. Un phénomène critique lui succède rapidement, la dilution sanguine, décrit par Loeper (109), qui en est la conséquence et s'observe soit avant la crise urinaire qu'elle précède et annonce, soit en même temps. L'hyperconcentration précédant la dilution est donc un phénomène essentiellement fugace, néanmoins nous avons pu observer quelques faits qui sont bien en harmonie avec ces vues théoriques.

M. Achard a observé avec Loeper dans un cas, l'accroissement de la concentration du sang précédant la diurèse critique.

Loeper rapporte trois cas où il a vu parallèlement ou antérieurement à la crise azoturique l'urée du sérum s'élever deux fois de 0 gr. 30 et une fois de 0.22. Dans trois autres cas de pneumonie et de dothiénentérie le taux de l'urée du sérum au début de la période d'élimination urinaire était supérieur à celui de la phase d'état de la maladie. En provoquant une crise d'urée au moyen de médicaments diurétiques, nous avons pu observer, avec M. Achard (33), les faits du même ordre.

L'administration de la digitale, suivie d'un bon effet diurétique, chez une femme asystolique, donna les résultats suivants :

Obs. VII, Laennec 17.

URINES			SÉRUM			LIQUIDE PLEURAL			
Volume	NaCl	Urée	NaCl	Urée	Δ	NaCl	Urée	Δ	
600	2.22	9.43	6.50	0.21	—0°65	6,60	0.714	—0°53	avant digitale.
300	1.32	29.172							après digitale.
1700	7.14	29.172							—
1600	7.12	11.44	7.02	0.541	—0°69	6.85	0.541	—0°53	—
1500	9	20.37							pas de digitale.
1200	9.96	15.44							
2600	23.40	16.71							
2700	24.57	15.44							

Dans ce cas, le taux de l'urée baisse dans la sérosité et monte dans le sérum après l'administration de la digitale, en même temps que l'urée, le taux des chlorures s'élève dans le sérum ainsi que la concentration moléculaire.

Nous avons observé un cas analogue chez un autre cardiaque, ascension des chlorures et de l'urée dans le sérum aussitôt après l'administration de digitale.

Laënnec 14, Asystolie.

Sérum		
Urée	NaCl	
1,714	6,50	avant la digitale
2,142	6,70	après

M. Widal a rapporté au congrès de Liège des faits semblables (110).

D'autre part, lorsque la digitale reste sans effets diurétiques, on peut observer, comme nous l'avons vu chez un autre cardiaque, des phénomènes inverses.

Bichat 10. Asystolie.

URINES			SÉRUM			ŒDÈME			
Volume	NaCl	Urée	NaCl	Urée	Δ	NaCl	Urée	Δ	
600	2.76	20.568	7.20	2.07	—0°71	7.10	0.284	—0°55	avant digitale.
1000	2.60	28.51							après digitale.
850	2.62	19.907	5.80	1.33	—0°67	7.40	0.514	—0°64	—
875	2.01	24.025							pas de digitale.
550	4.10	4.548							
450	1.89	16.776							

L'urée, les chlorures, la concentration augmentent dans le liquide d'œdème, diminuent dans le sérum, l'effet diurétique de la digitale est à peu près nul.

On peut, avec la théobromine observer des faits du même genre qu'avec la digitale.

Laennec 17.

URINES			SÉRUM	SÉROSITÉ			
Volume	NaCl	Urée	Urée	NaCl	Urée	Δ	
100	0.54	2					
200	0.30	7.288	0.704	6.50	0.34	—0°49	avant théobromine.
300	0.69	9.282		7.10	0.34	—0°51	après théobromine.
400	2.76	12.064					—
600	4.50	13.896	0.34	8.60	0.91	—°054	—
700	2.52	12.887		7.10	0.166		pas de théobromine

Il s'agit de la même malade que précédemment: la théobromine à la dose de 2 grammes pendant 4 jours ne produit qu'une diurèse lente et modérée, avec élimination faible de chlorure et d'urée, pendant ces 3 jours, l'urée monte dans la sérosité d'œdème, diminue dans le sérum, et ne s'abaisse dans la sérosité que lorsqu'il s'est produit un certain effet diurétique.

Chez une brightique, alors qu'aucune action diurétique ne se manifesta sous l'influence de la théobromine, malgré la dose de 2 grammes pendant 4 jours, l'urée du sérum resta sensiblement stationnaire : 1 gr. 45 à 1, 54.

Bichat 5. Néphrite interstitielle.

URINES		SÉRUM		LIQUIDE PLEURAL			
Volume	NaCl	NaCl	Urée	Δ	NaCl	Urée	
800	2.64	7.20	3.14	—0°70	6.50	1.28	avant théobromine.
1400	7.98						après théobromine.
2100	16.59						—
2375	15.20	7.20	1.50	—0°63	6.60	0.84	pas de théobromine.
750	3						
400	0.76						

C'est d'ailleurs ce que l'on observe habituellement quand l'examen est pratique lorsque la dilution ou l'élimination urinaire ont fait baisser la quantité centésimale ou absolue de l'urée du sang. Tous ces faits se concilient parfaitement avec la conception du mécanisme régulateur de la composition du sang, et tendent à montrer que pendant les crises spontanées ou provoquées par les diurétiques, la rétention cesse d'abord dans les tissus : lorsque se fait le retour à une perméabilité normale des tissus et du rein, les tissus expulsent dans le sang les liquides retenus et les principes qu'ils renferment, puis le rein débarrasse le sang de l'excès de ses différents produits.

Mais ces faits sont difficiles à saisir, car il s'agit de phénomènes essentiellement transitoires. Loeper a montré avec quelle rapidité le sang tend à revenir à sa concentration normale, c'est pourquoi l'augmentation de la concentration du sang, l'accroissement du taux des chlorures et de l'urée passent le plus souvent inaperçus, en raison de leur courte durée, ce retour à l'état normal est du au phénomène critique ou précritique, sur lequel Loeper a particulièrement insisté, la dilution qui détermine une augmentation de la masse du sang et conséquemment la diurèse, cette dilution est caractérisée par 3 phénomènes, chute de la concentration déterminant un abaissement du Δ, diminution du nombre des hématies, abaissement parallèle du taux de l'albumine, contrastant avec la fixité du chlorure de sodium.

Tous ces phénomènes sont enchaînés les uns aux autres, l'hyperconcentration appelle la dilution, et la dilution produit la diurèse, l'ensemble constitue la crise hématique qui n'est pas toujours d'ailleurs qu'un phénomène obscur mais peut, au contraire, dans certains cas, donner sa note clinique.

Bartels (111) chez les brightiques, Andral chez les cardiaques, Rilliet, Louis Monod, plus récemment Kostevitch (112) ont signalé des accidents accompagnant la résorption de l'anasarque, ils consistent surtout en troubles nerveux, états délirants, torpeur avec Cheyne-Stokes pouvant aller jusqu'au coma plus rarement œdème pulmonaire ; ils sont ordinairement peu graves, bien que MM. Merklen et Heitz (113), qui les ont étudiés récemment, aient observé un cas terminé par la mort. MM. Hirtz et Lemaire (114) ont observé dans les mêmes conditions des phénomènes d'urémie convulsive, MM. Achard et Ramond (115) un cas d'hémiplégie transitoire. Les explications pathogéniques en sont discutées. Bartels, Eichhorst (116) les expliquent par le passage dans le sang des principes excrémentitiels résorbés et non éliminés, MM. Hirtz et Lemaire par une déshydratation de l'écorce cérébrale, MM. Merklen et Heitz par un œdème cérébral, ou un état toxémique dus à ce que la crise urinaire ne succède pas dans son ordre normal à la crise hématique ; pour MM. Achard et Ramond, il s'agirait surtout de troubles circulatoires de l'encéphale, parmi lesquels l'œdème et l'hydropisie ont été constatés anatomiquement.

Quelle que soit leur pathogénie, ils constituent une intéressante traduction clinique de la crise hématique.

§ 2. — **Crise azoturique.**

Lorsque la rétention de l'urée prend fin soit spontanément, soit sous l'action de médicaments, la crise azoturique succède à la crise azotémique, à l'étape sanguine, selon l'expression de Loeper, fait suite l'étape urinaire, et l'on observe une crise urinaire caractérisée par la polyurie avec azoturie. Cette crise azoturique traduit la fin de la rétention de l'urée, on peut l'observer dans les affections chroniques, elle peut être spontanée ou provoquée par les médicaments diurétiques.

Crises dans les affections aiguës.— Nous avons vu qu'il était classique de considérer, après l'augmentation du taux de l'urée urinaire due à l'élévation thermique qui exagère les phénomènes de désassimilation, une diminution accompagnant habituellement la défervescence : courbe de l'urée et courbe thermique étaient regardées comme parallèles.

Cependant de nombreux auteurs avaient signalé des faits contradictoires : Brouardel, Chauvot, Darier citent de nombreux exemples de crises azoturiques accompagnant la défervescence des maladies fébriles et Fournier rapporte 25 observations d'élimination d'urée plus abondante pendant la défervescence que pendant le cours de la fièvre typhoïde.

MM. Achard, Loeper et Laubry ont surtout attiré l'attention sur l'existence des crises azoturiques à la suite des maladies infectieuses. Loeper rapporte cinq observations très nettes de crises azoturiques précédant la crise chlorurique dans la pneumonie, la fièvre typhoïde, le rhumatisme articulaire aigu.

Les crises azoturiques, conséquence de la rétention de l'urée, s'observent avec une netteté variable dans les différentes affections.

Dans le choléra où la rétention se traduit très nettement par la présence de l'urée dans les vomissements, les déjections, où Quinquaud incrimine la rétention des produits excrémentitiels, Chalvet cite un cas où l'urine contenant des traces impondérables d'urée pendant la période d'état avec 3 gr. 60 dans le sérum, il se fit à la défervescence une décharge de 28 gr. 60.

Dans les ictères, l'augmentation de l'urée pendant la convalescence est un phénomène connu, déjà signalé par Brouardel ; dans un cas d'ictère infectieux rapporté par M. Chauffard (117), l'urée atteignit au 102e jour les chiffres énormes de 146 à 133 grammes, alors que les chlorures étaient réduits à 0 gr. 55.

Dans la fièvre typhoïde, il y a pour Quinquaud augmentation de l'urée au début, puis diminution pendant la période d'état et accroissement pendant la convalescence. MM. Achard et Laubry (118) ont rapporté une observation de fièvre typhoïde où au 26e jour une polyurie marquée et des décharges d'urée de 97 grammes coïncidaient avec une élimination de 2 grammes de chlorures tandis que la crise des chlorures ne se produisit qu'au 32e jour. Voici les chiffres observés dans une fièvre typhoïde par M. Achard.

Bichat 11, Boit... Victor, 26 ans, fièvre typhoïde.

Urines		
Volume	NaCl	Urée
1500	10.80	41.85
2000	10.40	51.40
1950	7.99	31.20
2200		
1980		

Urines		
Volume	NaCl	Urée
—	—	—
1800	20.70	33.75
1850	10.73	41.74
1600	6.56	43.32
1050	3.88	59
1400	4.90	59.64
1100	6.50	37.19
1500	10.05	25.35
2000	10.40	22 04
2100	21.84	34
2200	21.78	40 04
2300	19.32	41.19
2250	15.97	44.66
1950	19.89	20
1775	19.89	32.66

Il y a au début dans cette observation, élimination très abondante d'urée, moyenne des chlorures et polyurie; ultérieurement il se produit des décharges alternées d'urée et de chlorures, le maximum d'élimination azotée coïncidant avec un minimum d'excrétion chlorurée, plus tard c'est l'inverse qui se produit, à la fin, chlorure et urée reviennent à une élimination de moyenne intensité. Au début, il y a diurèse abondante au moment de l'azoturie, plus tard, au contraire, les grandes éliminations d'urine accompagnent les décharges chlorurées, les décharges d'urée correspondant à un volume faible des urines.

Dans la thèse de Acher-Dubois (119), nous avons trouvé deux observations (observations VI et XII) de fièvre typhoïde marquée par des crises d'azoturie abondantes.

Dans la première de ces observations, il se produit

deux décharges très nettes d'urée, l'une dans les derniers jours de la période d'état, l'autre dès le début de la période des oscillations descendantes, puis l'excrétion de l'urée diminue progressivement, la crise chlorurée, moins intense suit la crise azoturique, mais avec un léger retard.

Dans l'observation XII, il y a également une crise d'urée marquant la fin de la période d'état et précédant l'élévation des chlorures.

A la défervescence de certaines fièvres éruptives, on peut observer des crises d'urée plus ou moins marquées. R. Labbé (110) décrit dans la scarlatine une crise d'urée commençant vers le 5e jour et se terminant vers le 16e jour, l'excrétion d'urée présente son minimum vers le 8e jour; en quarante-huit heures, elle atteint brusquement son maximum ; ultérieurement la descente est lente et progressive ; il note que la courbe de l'urée se fait en sens inverse de celle de la température ; en cas de complication l'élimination de l'urée diminue. Dans la rougeole, la crise peut faire complètement défaut, cependant quand l'élévation thermique a été franche et assez élevée on peut observer des décharges notables :

Geo... Julien, âgé de 8 ans. Rougeole normale.

Température	Urines			
	Volume	NaCl	Urée	
39.5	520	3.43	5.99	
38.5	350	2,48	14.353	
37.9	370	2.07	17.93	
37.2	1.010	8.18	15.008	
37	1.150	6.78	12.661	
	860	7.13	9.253	
	1.500	14.55	15.36	reprise de l'alimentation.

Augmentation de l'urée dès le début de la défervescence, puis crise urinaire et chlorurée.

Gued... Olga, 5 ans. Rougeole normale.

Température	Urines Volume	NaCl	Urée	
—	—	—	—	
39.8	600	1.28	11.682	
38.6	300	1 32	5.532	
38	620	2.54	10.061	
37.2	650	5.13	10.653	
	900	3.60	14 292	
	620	2.85	6.634	
	960	11.52	15.734	alimentation.
	900	9.18	17.982	

L'augmentation progressive de l'urée et des chlorures se produit simultanément, la plus forte élimination chlorurée précède celle de l'urée.

Dans d'autres cas que nous avons observés, la crise n'a été qu'ébauchée ou a fait défaut totalement. Nobécourt, Leven, Merklen (121), ont observé dans la rougeole des faits semblables, ils décrivent aux environs du 8e jour de la maladie des élévations très appréciables mais transitoires du taux de l'urée de l'urine, éliminations ne s'accompagnant pas de modifications de l'excrétion chlorurée.

La crise azoturique traduisant la rétention se produit donc assez fréquemment au décours des infections, elle est plus ou moins nette, plus ou moins caractérisée, elle semble plus souvent précéder celle des chlorures, elle peut se produire indépendamment d'une augmentation du volume des urines, la crise urinaire accompagnant habituellement la crise chlorurique, d'autres fois il y a en même temps accroissement du volume des urines, souvent elle est précoce et précède la chute complète de la température. Loeper attribue même à cette crise azoturique des caractères propres, il distingue dans la polyurie critique des pyrexies deux acmés : l'une précoce caractérisée par l'élimination abondante de l'urée, la seconde plus tardive et durable, caractérisée par l'élimination des chlorures.

Cette crise azoturique, qui peut apparaître avant que la température soit devenue normale, peut être indépendante de l'augmentation de volume des urines, plus souvent elle s'accompagne d'une polyurie quelquefois très abondante, les urines sont foncées, bouillon sale et Loeper oppose cette polyurie foncée à la polyurie claire des décharges chloruriques.

Crises dans les affections chroniques. — Dans les affections chroniques la crise s'accompagne d'une décharge des différentes substances retenues dans l'organisme, l'augmentation de l'urée et du chlorure de sodium dans la polyurie qui se produit lorsque l'obstacle rénal est levé est un fait classique ; mais il n'y a pas toujours synchronisme obligatoire entre les décharges d'urée et celles des chlorures, souvent même l'élimination des deux corps est tout à fait dissociée, cela dépend en partie de la cause de la rétention.

Comme le fait remarquer M. Achard (122), le synchronisme excrétoire des divers principes de l'urine s'observe habituellement dans l'asystolie ; la polyurie libératrice qui la termine traduit ordinairement une crise générale.

Le volume de l'urine augmente et avec lui montent à la fois les chlorures, les phosphates, l'urée ; c'est que la cause de la rétention est surtout le trouble mécanique de la circulation, qui ralentit à la fois pour ces différents principes leur arrivée au rein et leur déversement des tissus dans le sang. Lorsque s'améliorent les conditions de l'hydraulique circulatoire, les tissus se déchargent en même temps de tous ces principes.

Il n'en est plus de même dans les néphrites où l'élimination dissociée est chose fréquente. MM. Widal et Javal (123) qui l'ont étudiée ont donné de ce fait une interprétation qui invoque une perméabilité dissociée du rein aux divers corps : cette hypothèse paraît se concilier difficilement avec ce que nous avons dit plus haut sur la nécessité de précautions spéciales pour déterminer la perméabilité du rein à l'urée et sur le défaut de rapport entre l'élimination des chlorures et la perméabilité rénale. Nous y voyons plutôt une preuve de ce fait que l'obstacle qui s'oppose à l'élimination des chlorures et de l'urée n'est pas le même.

Les crises azoturiques peuvent être spontanées ou provoquées par les médicaments diurétiques.

Ces crises spontanées s'observent surtout lors de la résorption des exsudats et surtout de l'anasarque. Vogel avait remarqué qu'au moment de la production de l'anasarque et des œdèmes, l'urée diminue dans les urines, qu'elle augmente au contraire au moment de la résorption, lorsque se produit la crise urinaire et il cite ainsi un cas où le taux de l'urée passa de 25 à 50 et 60 grammes.

Les diurétiques agissent sur l'excrétion de l'urée qui

s'est accumulée dans le sang et les exsudats, cette action est tellement nette qu'elle a pu faire croire que les diurétiques augmentaient la production de l'urée dont ils favorisent l'élimination. Ils ne peuvent contribuer à sa production que d'une façon indirecte et secondaire en rendant plus faciles les circulations locales. Les diurétiques, particulièrement la digitale et la théobromine, déter-

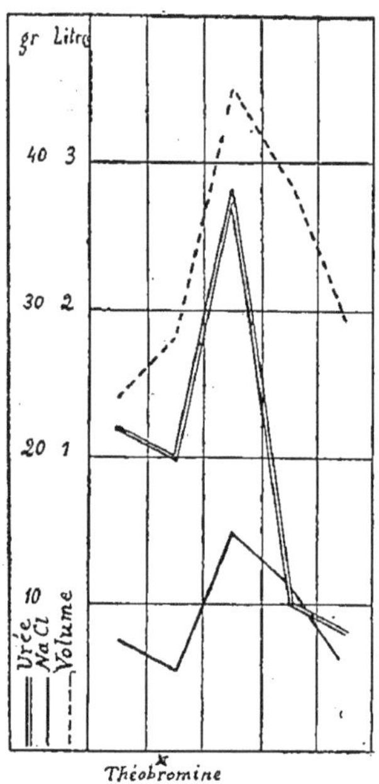

Fig. 27. — Diurèse provoquée par la théobromine dans un cas de néphrite interstitielle : simultanéité des décharges d'urée et des chlorures.

minent des décharges de l'urée et des autres substances souvent simultanées.

C'est ce que nous avons vu dans un cas de néphrite interstitielle où la théobromine détermina une diurèse abondante (*fig.* 27).

Mais, même dans les crises urinaires provoquées par les médicaments diurétiques, on peut observer une dissociation entre l'urée et les chlorures excrétés ; ainsi chez un cardiaque, alors que la digitale agissait lentement et tardivement, nous avons vu à deux reprises la décharge d'urée précéder celle des chlorures (*fig.* 28).

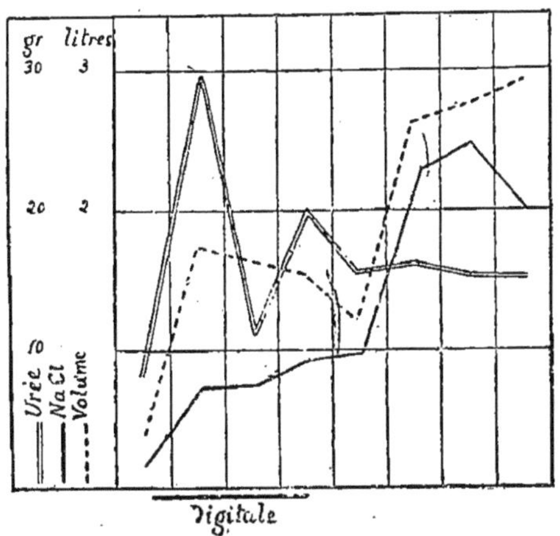

Fig. 28. — Diurèse provoquée par la digitale dans un cas d'asystolie : la décharge d'urée précède celle des chlorures.

Il nous paraît donc que spontanément ou par l'action médicamenteuse des diurétiques, la rétention de l'urée peut cesser avant celle des chlorures.

§ 3. — Caractères de la crise azoturique.

La crise d'élimination azotée semble donc présenter des caractères qui lui sont propres et la distinguent de la crise chlorurique dont elle ne doit pas être considérée comme un phénomène accessoire et dépendant; il est donc permis de lui conférer une individualité.

Elle se caractérise par une étape sanguine plus nette que celle des chlorures, lorsque l'on peut la saisir avant qu'elle soit masquée par la dilution et l'élimination rénale Nous retrouvons là l'étroite dépendance du taux du sang en urée et de l'élimination rénale.

Elle peut s'accompagner d'une polyurie qui lui est propre, en dehors de toute élimination chlorurée, cette polyurie peut être abondante. Elle peut présenter cette particularité signalée par Loeper, particulièrement dans les infections, d'être une polyurie foncée, ce qui traduit la richesse de cette urine en matériaux organiques et inorganiques, qui en augmentent la toxicité.

La crise urinaire azotée semble être dans la majorité des cas précoce, indépendante de celle des chlorures, qu'elle accompagne quelquefois, qu'elle suit exceptionnellement, qu'elle précède le plus souvent.

L'azoturie, précédant la chlorurie s'observe surtout dans les crises spontanées, ce fait peut être donné comme un argument en faveur de la théorie qui considère la rétention de l'urée comme une cause éventuelle de la rétention secondaire des chlorures.

Dans les crises provoquées par les diurétiques, les décharges sont souvent simultanées, dans quelques cas cependant, l'élimination des chlorures, ne se fait qu'ultérieurement ; dans ces cas, ce que nous avons vu de l'influence de l'urée sur la rétention des chlorures dans les tissus permet de supposer que l'action déchlorurante des diurétiques sur laquelle insistent MM. Widal et Javal, (124) pourrait être tout au moins facilitée par les débâcles préalables d'urée qu'ils déterminent.

CHAPITRE VIII

CONSIDÉRATIONS THÉRAPEUTIQUES

La fréquence de la rétention de l'urée, ses conséquences, notamment son influence sur la rétention secondaire des chlorures, ne permettent pas de négliger cette notion dans la pratique, et amènent à considérer les conclusions d'ordre thérapeutique qu'elle peut comporter.

Nous envisagerons, tout d'abord, les applications thérapeutiques qui ont été faites du pouvoir diurétique de l'urée.

§ 1er. — **Rôle diurétique de l'urée.**

L'urée, rangée autrefois parmi les poisons les plus actifs de l'intoxication urémique fut ensuite considérée comme inoffensive, puis on reconnut son action sur la diurèse et elle est promue à la dignité de diurétique physiologique.

Ce pouvoir diurétique affirmé par de nombreux auteurs : Voit et Œrtel, Mauthner, etc., contesté par Rabuteau, fut étudié en 1822, par Segalas et Vauquelin (125), qui les premiers observent expérimentalement les propriétés diurétiques de l'urée.

Richet et Moutard-Martin constatent que l'ingestion de l'urée, tout en déterminant de la polyurie, augmente l'élimination de l'eau, mais diminue la proportion centésimale de l'urée : il s'agit là d'un phénomène de dilution.

Friedrich fait tripler et quadrupler la diurèse par injection d'urée.

Beaucoup des expériences entreprises à ce sujet avaient été instituées dans le but d'éclaircir le mécanisme de cette action diurétique.

On en a donné les explications pathogéniques les plus variées : pour Sobieranski (126), il s'agit d'une action directe, à la fois sur les glomérules, et les canalicules urinifères.

Friedrich admet également une action directe sur la cellule rénale, analogue à celle de la caféïne, combinée à une action vaso-motrice.

La majorité des auteurs attribue à l'urée des propriétés vaso-motrices.

Action vaso-constritive pour Ustimovitch, qui voit l'injection d'urée déterminer une élévation de pression et pour Chiaruttini, qui constate dans les mêmes conditions une élévation de la tension artérielle.

Action vaso-dilatatrice pour Abeles (127) dont les recherches sont confirmées par Mosso, Munk, Cavazzani, et Rebastelo (128). Enfin, plus récemment, Dion (129) soutient le premier qu'il s'agit d'une action exclusivement physique, d'ordre osmotique, l'urée déterminant un appel d'eau dans le sang, dont l'augmentation de la masse produit la diurèse.

Ces propriétés diurétiques hors de conteste, jointes à

l'absence de toxicité de l'urée déterminèrent quelques auteurs à en essayer l'administration, dans un but thérapeutique. Laennec, Magendie, Piorry avaient déjà employé l'urée comme médicament, mais Friedrich (130), et Klemperer (131) précisent ces propriétés médicamenteuses et en posent les indications.

Klemperer essayant la puissance dissolvante de l'urée sur les calculs d'acide urique et d'urates, à la suite des travaux de Rudel et de Von Mering, fut amené à l'employer comme diurétique; il la considère comme le type des médicaments diurétiques, il constate qu'introduite dans le sang, elle excite l'épithélium rénal sain; l'urée est pour lui un diurétique physiologique dont il recommande l'emploi.

Klemperer reconnaît que cette action est faible dans les affections rénales, tandis qu'elle est au contraire très active dans les affections cardiaques et la cirrhose. Il donne l'urée à doses successives, 10-15-20 grammes dans 200 centimètres cubes d'eau distillée, et continue cette dernière dose, pendant deux à trois semaines.

Dans une première observation, les urines qui ne dépassaient pas 250 centimètres cubes, avant l'absorption d'urée s'élèvent successivement à 1200 centimètres cubes, les premier jour, puis 4.200 et se maintiennent à 2.000, trente jours après la cessation du traitement.

Dans une deuxième observation, les urines s'élèvent à 5.100 centimètres cubes, dix-sept jours, après le début de l'ingestion.

Les deux malades quittent l'hôpital complètement guéris.

Friedrich avait antérieurement obtenu trois succès complets. Beckert (132) obtient des résultats négatifs chez sept malades, dont le rein était lésé. Dans onze autres cas, il obtient des résultats positifs, particulièrement dans la cirrhose avec ascite, et la péritonite tuberculeuse avec ascite.

Schlesinger (133) rapporte un cas de cirrhose où l'urée produisit des effets diurétiques considérables, beaucoup plus marqués que ceux des autres diurétiques.

Tous ces auteurs s'accordent à attribuer à l'urée une action surtout dans la cirrhose atrophique dont ils la considèrent presque comme le diurétique spécifique, ils reconnaissent que toute lésion rénale en est une contrindication et en déconseillent l'emploi dans les néphrites où l'urée ne produit pas d'action utile.

D'autres auteurs contestent la valeur thérapeutique de l'urée.

Foutran (134) attribue les résultats obtenus par Klemperer au régime lacté qui était institué en même temps chez ses malades. Bignone dans sept cas de cirrhose n'obtient que des résultats négatifs.

Bettmann n'obtient que des effets peu durables ou nuls.

Setti observe des effets inconstants et signale que toute l'urée n'est pas éliminée par l'urine. Ces auteurs en refusant une valeur thérapeutique à l'urée, en reconnaissent cependant l'innocuité. Dion apporte trois observations de cirrhose dans laquelle il a obtenu une guérison complète, une amélioration notable et un échec avec cependant deux effets diurétiques très appréciables.

Les résultats ont été nuls dans le mal de Bright.

Il conclut que l'urée peut donner de bons résultats dans l'ascite, mais n'est qu'un agent thérapeutique sans spécificité, susceptible d'être indifféremment remplacé par d'autres diurétiques, tels que le lactose, en tenant compte, dans leur posologie, du poids moléculaire de ces substances.

L'épreuve de l'azoturie alimentaire, que nous avons instituée dans un grand nombre de cas nous permet de tirer de ces faits quelques renseignements sur l'action diurétique de l'urée.

Dans quelques cas nous avons observé des effets nettement diurétiques, nous y avons déjà fait allusion en parlant des variations inverses qui se produisent dans les sérosités et dans le sérum après l'épreuve de l'ingestion, et nous avons signalé, en outre, l'abaissement de l'urée à la fois dans les sérosités et dans le sérum, dans les cas où l'élimination se faisait bien. Nous pouvons citer d'autres faits.

Chez une femme asystolique, la dose quotidienne de 10 grammes d'urée pendant six jours provoque la diurèse, l'augmentation des chlorures et un accroissement de l'urée urinaire supérieur à la dose ingérée :

Obs. XX. — Laënnec 20. — Maladie mitrale. Asystolie avec œdème.

Urines			Sérosité d'œdème		
Volume	NaCl	Urée	NaCl	Urée	
—	—	—	—	—	
600	1.32	9.82	6.80 ‰	0.72	avant l'urée.
1100	2.09	19.40			après —
1400	2.80	24.69			—

Urines			Sérosité d'œdème	
Volume	NaCl	Urée	NaCl	Urée
—	—	—	—	—
1300	2.81	15.16		—
1750	1.75	18.51		—
1650	2.14	58.21		—
1560	2.02	19.85		—
960	1.54	16.12	5.30	0.63 pas d'urée.
600	0.75	12.09		
600	0.63	10.58		
500	1.25	10.08		
400	0.21	7.05		
590	0.34	9.96		
450	0.23	16.06		

Dans ces cas, pendant la période d'ingestion, le volume quotidien des urines fut, en moyenne, de 1460 centimètres cubes au lieu de 500, l'excrétion chlorurée s'éleva à 2 grammes au lieu de 0 gr. 50 et celle de l'urée atteignit 25 gr. 10 au lieu de 10,90, dépassant ainsi de 5 grammes la quantité introduite, en admettant que la totalité du supplément d'urée introduit dans les voies digestives dut se retrouver dans l'urine; l'action diurétique est donc bien évidente.

Or pendant ce temps, le taux diminua dans la sérosité d'œdème (de 0 gr. 72 à 0,63) ainsi que celui des chlorures (6 gr. à 5,30).

Dans un cas de néphrite interstitielle nous avons observé des effets analogues, quoique moins accentués :

Obs. XXI. — Laënnec 6. — Vic..., 67 ans, journalière, néphrite interstitielle évoluant depuis 6 mois environ. Céphalée, œdème, dyspnée, troubles oculaires, cœur légèrement arythmique, sans bruit de galop, pouls dur irrégulier.

Urines			
Volume	NaCl	Urée	
—	—	—	
1200	6.88	23 652	
1000	6.80	16.14	
1500	10.50	23.565	avant l'urée.
1200	7.92	22.284	après —
1500	7.65	30	—
1500	8.85	35.13	—
1600	9.76	37.956	—
1100	6.16	30.481	pas d'urée.
700	4.48	16.20	
1000	6	22.50	
900	5.13	13.995	
1000	5.60	18.05	
800	6.80	16.216	
Deuxième épreuve.			
700	4.50	16.230	
600	6.40	13.332	
600	7.80	13.656	
600	2.40	10.235	
600	4.55	15.541	avant l'urée.
700	5.90	27.61	après —
1000	5.90	27.61	—
1300	5.90	33.21	—
1200	2.92	35.65	—
1200	8.52	31.992	—
1300	10.79	34.892	pas d'urée.
1500	3.55	18.33	
1700	9.100	18.27	

Dans un autre cas de néphrite interstitielle, où l'urée à

la dose de 20 grammes pendant quatre jours, fut sans effet notable le premier jour, puis s'élimina en abondance, entraînant avec elle une diurèse chlorurique, nous avons vu, avant l'effet diurétique, l'urée du sérum s'élever de 1,60 à 1 gr. 90, en même temps que montait la pression artérielle pour retomber à 1 gr. 53 quelques jours après la suppression.

Urines			Sérum
Volume	NaCl	Urée	Urée
—	—	—	—
1900	7.03	12.192	
1600	5.60	9.776	
1500	4.20	10.425	1.60 avant l'urée.
400	1.68	2.22	1.92 après —
500	2.60	7.225	—
1600	6.40	25.328	—
2000	6.80	26.70	—
1600	5.92	28.176	pas d'urée.
1000	3	17.08	
2000	11	25	

Dans les exemples que nous rapportons, l'action diurétique de l'urée est des plus marquées, elle se caractérise lorsqu'elle est complète, outre l'augmentation de volume des urines, par un accroissement des chlorures et des décharges d'urée dont le taux dépasse la quantité introduite par les aliments et par l'ingestion en nature. Ces cas pourraient être invoqués à l'appui de l'emploi thérapeutique de cette substance, mais il s'en faut qu'il s'agisse d'un phénomène constant.

En étudiant, en effet, les éliminations de chlorures et d'urée pendant la période d'ingestion et en dehors de cette période chez divers sujets soumis à un régime fixe, nous avons pu voir qu'il existait à cet égard de grandes différences.

Sur trois sujets normaux, le premier élimina les 2/3 de l'urée ingérée, le deuxième les 3/4, le troisième la moitié. Les chlorures ne furent pas modifiés chez le premier, augmentèrent chez le second, diminuèrent chez le troisième.

Chez un cardiaque asystolique, la moitié de l'urée ingérée s'élimina et les chlorures baissèrent.

Un autre malade, cirrhotique élimine la moitié environ de son urée, sans changement marqué de ses chlorures.

	Moyennes	
	Avant et après l'ingestion (10 gr.)	Pendant
Urée	14	18
NaCl	2.9	2.6

Enfin chez des brightiques, l'épreuve donna les résultats suivants :

	Moyennes pendant l'ingestion		En dehors de l'ingestion		Quantités quotidiennes éliminées en surplus ou en moins (pendant l'ingestion)	
	Urée	Chlorures	Urée	Chlorures	Urée	Chlorures
Laënnec 12	37.50	8.70	29.10	6.60	+ 8.40	+ 2.10
— 6	31.20	7	13.80	5	+ 17.40	+ 2
— 18	21.85	5.40	8.88	4.60	+ 12.97	+ 0.80
	32.20	8.50	17.20	5.60	+ 15	+ 2.90
Magendie 6	21	4.94	16	6	+ 5	— 1.06
Bichat 9	16.50	3	17.80	3.50	— 1.50	— 0.50
— 6	16.60	4	14.10	7.50	+ 2.50	— 3.50
— 7	14.30	6.60	12.50	2.60	+ 1.80	+ 4
Laënnec 18	26.50	3.50	11.30	3.40	+ 15.20	+ 0.10
— 15	33.73	4.24	20.78	4.42	+ 12.65	— 0.18

L'excrétion de l'urée est diminuée une fois, elle oscille dans les autres cas entre le dixième seulement de la dose ingérée et sa presque totalité.

Les chlorures restent stationnaires deux fois, diminuent trois fois et augmentent cinq fois. L'augmentation peut se produire avec des éliminations plus ou moins satisfaisantes de l'urée, mais cette élimination est particulièrement insuffisante dans les cas où il y a en même temps diminution des chlorures.

D'autre part, l'accumulation de l'urée retenue peut, dans certains cas, élever notablement le taux de l'urée sanguine ; nous en avons déjà cité plus haut un cas, chez une femme brightique qui eut de l'œdème de la face, chez une autre également atteinte de néphrite interstitielle, l'ingestion de l'urée à la dose de 20 grammes, prolongée pendant huit jours, amena des troubles digestifs et un grand excès d'urée dans le sérum (1.52 à 4 gr. 41).

Dans d'autres cas, correspondant également à une élimination imparfaite, nous avons eu une augmentation moins considérable mais appréciable cependant :

						Urée du sérum	
Bichat	9,	néphrite,	12 jours	d'urée :	ascension de	1.35 gr.	à 1.57
—	5,	—	4	—	—	1.71 —	2.07
Magendie	14,	asystolie,	12	—	—	0.04 —	1.04
Laënnec	12,	néphrite,	9	—	—	1.33 —	1.78
—	6,	—	6	—	—	1.66 —	1.74

Dans d'autres cas, le taux de l'urée du sang reste stationnaire ou diminue :

Magendie 6,	néphrite,	5 jours	d'urée :	de	2.21 gr.	à 1.88
— 7	—	7	— — :		0.33 —	0.28
Laënnec 18	—	5	— — :		2.09 —	2.08

Ces deux dernières malades avaient éliminé l'urée d'une façon satisfaisante. La première qui n'en élimina qu'un supplément de 5 grammes par jour pendant qu'elle en recevait 20, présentait par contre une anasarque considérable.

L'urée présente donc, dans certains cas, des propriétés nettement diurétiques. Ce pouvoir diurétique est vraisemblablement à rapprocher de celui d'autres substances osmotiques telles que le lactose auquel MM. Lamy et Meyer (135) tendent cependant à accorder une action sur la cellule rénale, et le chlorure de sodium employé par Cantonnet (136) comme diurétique dans le glaucome.

Mais son emploi thérapeutique est une autre question : la diurèse qu'il provoque, importante dans certains cas, est souvent transitoire, nulle bien des fois, il est alors susceptible d'aggraver une rétention antérieure.

Les indications thérapeutiques de l'urée, qui n'est d'ailleurs jamais entrée dans la pratique courante, paraissent donc restreintes; peut-être serait-on autorisé à en essayer lorsque les autres diurétiques semblent, par accoutumance, avoir épuisé leur activité ; mais dans ces cas ce médicament demande à être surveillé de très près : une augmentation en apparence satisfaisante du volume des urines pouvant comporter une élimination incomplète de l'urée ingérée qui risque de s'ajouter à l'urée retenue auparavant; logiquement la rétention d'urée commande une autre thérapeutique.

On sait en effet, à la suite de travaux récents, que les inconvénients de la rétention des chlorures dans les tissus, peuvent être atténués par une alimentation déchlorurée.

Il est rationnel de penser qu'un régime hypoazoté pourrait avoir sur la rétention de l'urée une influence du même ordre; quelques essais comparatifs que nous avons faits avec notre maître, M. Achard, sur le régime carné et le régime amylacé nous ont donné des résultats qui méritent d'être signalés (137).

§ 2. — **Le régime hypoazoté.**

Nous avons soumis plusieurs malades en état de rétention plus ou moins accentuée de chlorures et de l'urée, alternativement au régime carné et au régime amylacé, mais comme il était impossible de ne pas tenir compte du goût, de l'appétit, des facultés digestives des sujets, nos rations alimentaires ne présentaient pas une équivalence exacte en calories, ce qui a sans doute beaucoup moins d'importance chez les malades immobilisés au lit que chez des sujets en bonne santé. En général, du reste, le régime amylacé qui comporte une variété plus grande est plus facilement supporté.

De plus, nous avons laissé nos malades boire à leur soif des tisanes sans sucre parce qu'il nous paraît bien difficile et d'ailleurs peu utile de réaliser une absorption d'une quantité d'eau constante avec des régimes variés. En effet, outre l'eau de boisson, une certaine quantité d'eau qui imbibe les aliments est ingérée avec eux et cette quantité varie suivant le mode de préparation de ces aliments : par exemple les féculents comme les pommes de terre et le riz cuit à l'eau en renferment davantage qu'à l'état frais, au contraire la viande rôtie en renferme moins: Or, il ne serait guère pratique de déterminer chaque jour et pour chaque régime cette teneur en eau. En outre, la décomposition des hydrates de carbone dans l'organisme dégage de l'eau, tandis que celle des albuminoïdes en soustrait, au contraire, aux milieux. Or il serait assez compliqué de préciser la différence. Enfin l'eau est ce que l'organisme élimine avec le plus de facilité, non seulement par l'urine mais par l'évaporation cutanée et l'exhalation pulmonaire, de sorte que la régulation de la teneur en eau des tissus s'opère sans difficulté sérieuse et sans qu'il y ait à craindre qu'un léger excès de liquide ingéré la puisse troubler.

On voit par cet ensemble de raisons qu'il serait également malaisé d'établir, pour l'eau qui circule dans l'organisme, le bilan des entrées et celui des sorties. Par suite on ne peut guère fixer pour chaque régime la quantité exacte d'eau qui devrait être donnée pour obtenir une équivalence rigoureuse. Pour ces recherches il convient particulièrement de choisir des malades chez qui la rétention des chlorures n'est pas considérable et de leur donner une dose quotidienne de sel qui corresponde à peu près à la limite de leur tolérance : c'est la ration de tolérance, ou de compensation de M. Achard.

Obs. XXII. — Laënnec 18. — Val... Augustine, néphrite interstitielle. Poids, 47 kil. 500.

Du 24 au 28 septembre 1903. Régime carné avec 5 gr. de sel.

	Albuminoïdes	Graisses	Hydrates de carbone
	—	—	—
Viande 200 gr.	27	16.4	0.6
Lait 1000	54	46	40
Beurre 50	»	46.4	»
	81	118.8	40.6

Calories :	Albuminoïdes	340
	Graisses	1104
	Hydrates de carbone	166
		1610
	Azote	13 gr.
Moyennes :	Urines	625 cc.
	NaCl	4 gr. 21
	Poids du corps + 750 gr. par jour.	

Du 28 septembre au 12 octobre, régime amylacé avec 5 gr. de sel.

		Albuminoïdes	Graisses	Hydrates de carbone
Viande	75 gr.	10.1	6.1	0.2
Pommes de terre	150	2	0.3	27
Riz	100	5	0.7	84.5
Sucre	90	»	»	85.5
		17.1	7.1	197.2

Calories :	Albuminoïdes	71
	Graisses	66
	Hydrates de carbone	808
		945
	Azote	2 gr. 7
Moyennes :	Urines	1520
	NaCl	4 gr. 8
	Poids du corps + 142 gr. par jour.	

Le 15 octobre on donne 2 gr. de théobromine, polyurie, débâcle de chlorures et d'urée.

Du 15 au 20 octobre, régime mixte avec 5 gr. de sel.

		Albuminoïdes	Graisses	Hydrates de carbone
Viande	200 gr.	27	16.4	0.6
Riz	50	2.5	0.3	42
Beurre	50	»	46.4	»
		29.5	63.1	42.6

Calories :	Albuminoïdes	132
	Graisses	586
	Hydrates de carbone	174
		882
	Azote	4 gr. 7

Sous l'influence de la théobromine, dont l'effet se prolonge plusieurs jours, les moyennes de l'urine atteignent :

Volume	2600
NaCl	9 gr. 28
Urée	19 gr. 87

le poids descend de 49 kil. 4 à 45 kil. 3.

Du 20 au 29 octobre, l'effet de la théobromine étant épuisé, même régime mixte avec 5 gr. de sel.

Moyennes :	Urines	1640
	NaCl	4 gr. 56
	Urée	13 gr. 31
	Poids du corps — 162 par jour.	

Du 29 octobre au 5 novembre, régime carné avec 5 gr. de sel.

		Albuminoïdes	Graisses	Hydrates de carbone
		—	—	—
Viande	500 gr.	67.5	41	1.5
Pain sans sel	100	8.4	0.9	47.3
Beurre	50	»	46.4	»
		75.9	88.3	48.8

Calories :	Albuminoïdes	318
	Graisses	821
	Hydrates de carbone	200
		1339
	Azote	12 gr.
Moyennes :	Urines	1140
	NaCl	2 gr. 79
	Urée	13 gr. 43
	Poids du corps + 71 gr. par jour.	

Du 5 au 13 novembre, régime amylacé avec 5 gr. de sel.

		Albuminoïdes	Graisses	Hydrates de carbone
		—	—	—
Viande	50 gr.	6.7	4.1	0.1
Pommes de terre	200	2.6	0.40	36
Riz	100	5	0.79	84.5
Sucre	100	»	»	95
		14.3	5.2	215.6

Calories :	Albuminoïdes	60
	Graisses	48
	Hydrates de carbone	884
		992
	Azote	2 gr. 2
Moyennes :	Urines	1530
	NaCl	4 gr. 28
	Urée	20 gr. 78
	Poids du corps + 100 gr. par jour.	

Chez cette malade la comparaison peut être faite deux fois avant et après la diurèse provoquée par la théobromine. Chaque fois, on note pendant le régime amylacé succédant au régime carné une augmentation de volume des urines et une fois celles des chlorures excrétés, la dose de sel étant maintenue fixe à 5 grammes. En outre le dosage de l'urée fait constater un fait intéressant. L'alimentation carnée n'avait pas provoqué une azoturie équivalente à l'azote ingérée, et il y avait eu par conséquent rétention d'urée : en effet, le régime comportait 12 grammes d'azote par jour et la moyenne de l'excrétion d'urée n'atteignit que 13 grammes au lieu du chiffre théorique de 24.

Puis le régime amylacé, très pauvre en azote, puisqu'il n'en comportait que 2 gr. 7 correspondant au chiffre théorique de 4 grammes d'urée (l'écart entre ces deux chiffres théoriques de l'urée est même plus grand en réalité que ne l'indique le calcul, car l'albumine d'origine végétale est moins bien utilisée que l'albumine d'origine animale) a permis à cette rétention de prendre fin. L'organisme s'est alors débarrassé de l'urée accumulée, à tel point que pendant cette période d'alimentation amylacée, la moyenne de l'excrétion uréique a dépassé de 7 grammes la moyenne observée pendant la période d'alimentation carnée.

Il s'est produit là, en somme, un phénomène de même ordre que dans la déchloruration thérapeutique : le régime hypoazoté a diminué la rétention d'urée, comme le régime hypochloruré diminue la rétention du sel.

Le régime amylacé sera donc un adjuvant utile du régime déchloruré ; du reste ce régime amylacé a cet avantage de produire d'une façon habituelle la polyurie. Ce fait est d'ailleurs connu, et s'explique fort bien par les propriétés diurétiques des sucres ; l'excrétion des chlorures ne paraît guère influencée, en général, par cette polyurie ; quelquefois, cependant, nous l'avons vue dépasser avec le régime amylacé ce qu'elle était avec le régime carné.

Obs. XXIII. — Laënnec 5.— Pel... Marie, néphrite interstitielle. Du 12 au 22 octobre, régime lacté, le poids s'élève de 77 kil. 200 à 78 kil. 500.

Moyennes des urines	1900
NaCl	5 gr. 67

Du 22 au 27 octobre, régime carné avec 5 gr. de sel.

		Albuminoïdes	Graisses	Hydrates de carbone
		—	—	—
Viande	500 gr.	67.5	41	1.5
Pain sans sel	200	16 8	1.8	94.6
Beurre	50	»	46.4	»
		84.3	89.2	96.1

Calories :	Albuminoïdes	354
	Graisses	829
	Hydrates de carbone	394
		1576
	Azote	13 gr. 5

Moyennes : Urines 1800
NaCl 4 gr. 7
Poids du corps — 340 gr. par jour

Du 27 octobre au 2 novembre, régime amylacé, avec 5 gr. de sel.

		Albuminoïdes	Graisses	Hydrates de carbone
Pommes de terre	700 gr.	9.1	1.4	126
Pain sans sel	200	16.8	1.8	94.6
Beurre	50	»	46.4	»
Fromage blanc	50	50	40	»
		75.9	89.6	220.6

Calories :	Albuminoïdes	317
	Graisses	823
	Hydrates de carbone	904
		2044
	Azote	12 gr. 1

Moyennes : Urines 1680
NaCl 4 gr. 99
Poids du corps + 83 gr. par jour

Du 2 au 8 novembre, régime carné, comme plus haut, avec 5 gr. de sel.

Moyennes : Urines 1250 cc.
NaCl 3 gr. 93
Poids du corps stationnaire.

Du 8 au 23 novembre, régime amylacé, comme plus haut, avec 5 gr. de sel.

Moyennes : Urines 1320 cc.
NaCl 3 gr. 85
Poids du corps + 100 gr. par jour.

Du 23 novembre au 1er décembre, régime carné, comme plus haut, avec 5 gr. de sel.

Moyennes : Urines 975 cc.
NaCl 3 gr. 17
Poids du corps — 62 gr. par jour.

En raison des troubles digestifs qui apparaissent, la malade est mise au régime complètement déchloruré, saignée et elle meurt.

Dans cette observation les résultats sont un peu discordants, le régime amylacé succédant au régime carné a produit moins de diurèse et à peu près la même élimination de chlorures. Puis la période de régime amylacé intercalée a amené, au contraire, une diurèse un peu plus élevée, sans grand changement des chlorures. Il y a peut-être lieu de remarquer que le régime amylacé institué dans ce cas renfermait à peu près autant d'azote que le régime carné et en différait seulement par un supplément d'hydrates de carbone. Il n'en est pas de même dans les deux cas suivants :

Obs. XXIV.— Bichat 7. — Rost... Paul, 50 ans. Entré pour une insuffisance aortique avec subasystolie : œdème des jambes, un peu d'ascite, gros foie, pas d'albumine. Poids, 103 kil.

Du 25 juillet au 7 août 1903, régime ordinaire (4 degrés).

Moyennes : Urines 1428 cc.
NaCl 7 gr. 30
Poids du corps stationnaire.

Du 7 août au 1er septembre, régime déchloruré.

Viande	300 gr.
Pommes de terre	1000 gr.
Riz	100 gr.
Tisane	2 lit.

Disparition de l'œdème.

Moyennes : Urines 2550 cc.
NaCl 3 gr. 59
Poids du corps — 600 gr. par jour.

Du 2 au 9 septembre, régime ordinaire (4 degrés).

Moyennes : Urines 918 cc.
NaCl 4 gr. 39
Poids du corps : + 1 kil. 70 par jour.

Du 9 au 13 septembre, régime amylacé avec 3 gr. de sel et 2 lit. de tisane.

		Albuminoïdes	Graisses	Hydrates de carbone
		—	—	—
Viande	300 gr.	40.5	24.6	0.9
Pommes de terre	1000	13	2	180
Riz	125	6.25	0.8	105.6
Beurre	50	»	46.4	»
		59.75	73.8	286.5

Calories :	Albuminoïdes	250
	Graisses	682
	Hydrates de carbone	1174
		2106
	Azote	9 gr. 55

Moyennes : Urines 2700
NaCl 9 gr. 06
Poids du corps — 500 gr. par jour

La dose de sel est élevée à 5 gr. par ration journalière. Du 13 au 25 septembre, même régime amylacé.

Moyennes : Urines 2437
NaCl 6 gr. 48
Poids du corps — 330 gr. par jour.

Du 25 septembre au 5 octobre, régime carné avec 5 gr. de sel.

		Albuminoïdes	Graisses	Hydrates de carbone
		—	—	—
Viande	1000 gr.	135	82	3
Pommes de terre	300	4	0.6	54
Beurre	50	»	46.4	54
		139	129	57

Calories :		
	Albuminoïdes	583
	Graisses	1200
	Hydrates de carbone	233
		2016
	Azote	22 gr.

Moyennes : Urines 1380
NaCl 4 gr. 54
Poids du corps — 300 gr. par jour.

L'état général est très bon et l'œdème a disparu.

On voit chez ce malade en état de rétention des chlorures, le régime sans sel provoquer la disparition de l'œdème, puis pendant le régime amylacé avec 3 grammes de sel succédant au régime ordinaire, s'est produite une débâcle de chlorures. Enfin la dose de sel ayant été portée à 5 grammes, la comparaison du régime amylacé au régime carné a permis de constater à l'avantage du premier une polyurie et une chlorurie plus fortes.

Nos résultats ont depuis été confirmés par Ernberg (138) : Ernberg a établi un repas dépourvu d'albumine ainsi composée :

Pain....................	100-200	grammes
Brioches..............	150-200	—
Purée de pommes de terre. Beurre.................. Sucre....................	100-200	—
Thé....................	200-400	—
Café....................	100	—

Eau à volonté.

Chez les sujets normaux, il se produisait au bout d'un certain temps un état d'équilibre azoté caractérisé par une élimination fixe de 3 grammes d'azote, c'est ce qu'il considère comme l'usure azotée minima.

Il a fait suivre ce régime à 8 malades atteints de néphrite chronique. Au bout de cinq jours, il y avait diminution de la soif et diurèse.

4 de ces malades se sont comportés comme des sujets normaux.

Chez 4 autres, il s'est produit des décharges considérables d'azote.

Ernberg en conclut, qu'il y avait rétention d'azote qui se traduisit par une débâcle.

Il observa que ces 4 malades étaient les plus gravement atteints (urémie-œdèmes), il y eut diminution de l'albumine et l'œdème ne s'accrut pas. Aussi est-il d'avis de traiter les urémies menaçantes par ce régime qui allège l'organisme de sa surcharge azotée.

M. Widal a également accepté cette manière de voir et

conseille de tenir compte de la richesse du régime déchloruré en albumine en cas d'azotémie.

Cette comparaison du régime carné et du régime amylacé est donc tout à l'avantage du second; depuis longtemps déjà, d'ailleurs, l'observation clinique avait montré l'inconvénient du régime carné chez les brightiques, et les expériences de Strubell chez le chien l'avaient démontré ; mais les auteurs n'étaient pas d'accord sur les causes de l'action nuisible de la viande.

On invoquait surtout une action toxique, sur laquelle insistait beaucoup Huchard, qui avait signalé depuis longtemps la dyspnée toxi-alimentaire des angio-scléreux soumis à l'alimentation carnée, lorsque le rein élimine mal ces toxines.

La rétention d'urée nous paraît prendre une place importante dans cette action du régime carné ; comme elle accompagne et traduit la rétention d'autres substances plus nuisibles, cette opinion n'exclut nullement la précédente.

Enfin Koranyi, dont Marcel Labbé (139) rapporte les observations, et Strauss pensaient que le régime carné favorise la rétention des substances salines ; nous y voyons une manifestation du rôle de l'urée sur la rétention des chlorures.

Lorsque la déchloruration fit sa place dans la thérapeutique on fut porté à ne plus considérer que le rôle nocif du chlorure et à ne plus voir dans les différents régimes que leur chloruration ; or, le fait que l'urée peut être retenue, que cette rétention, en outre des conséquences fâcheuses qu'elle peut avoir par elle-même, peut produire la rétention d'autres substances plus nocives ne permet pas de négliger la teneur du régime en albuminoïdes.

Nous avons vu, dans un cas, le régime hypoazoté diminuer la rétention de l'urée et en favoriser l'élimination. Le régime amylacé doit donc constituer un adjuvant précieux du régime déchloruré, qui gagnera à lui être combiné parce qu'il agit sur la rétention de l'urée et secondairement, dans un certain nombre de cas tout au moins, sur la rétention des chlorures qui en dépend.

Le régime amylacé déchloruré nous paraît donc indiqué lorsqu'il y a à la fois rétention chlorurée et azotée, c'est-à-dire dans la majorité des cas d'imperméabilité rénale : il jouit de propriétés diurétiques marquées et complète le régime déchloruré en agissant, en outre, sur la surcharge azotée de l'organisme. Il semble le régime de choix des brightiques, préférable au régime lacté, qui est très riche en albumine et encore assez riche en chlorures, et dont il possède les propriétés diurétiques.

Le régime amylacé est essentiellement composé avec du pain, des pommes de terre, du riz, du beurre, du sucre, du fromage blanc, nous avons ainsi pu obtenir un régime comportant plus de 2.000 calories, ce qui est largement suffisant surtout pour un sujet au repos. Les différentes expériences que nous venons de rapporter présentent d'ailleurs différents types de régimes amylacés comportant une richesse variable en calories. En règle générale, le régime amylacé est bien accepté et bien toléré par les malades et ses éléments permettent une assez grande variété, grâce surtout aux aliments sucrés qu'on y peut introduire.

En somme, de l'ensemble des faits expérimentaux et cliniques que nous venons de passer en revue, il ressort que l'urée peut être retenue dans l'organisme à l'état pathologique.

Parmi les facteurs de cette rétention, les causes rénales paraissent être les plus fréquentes et les plus puissantes. Les causes circulatoires jouent aussi leur rôle par la gêne qu'elles apportent, soit à l'arrivée de l'urée sanguine aux émonctoires, soit au passage de l'urée des tissus dans le sang. Enfin, une part doit, sans doute, être faite encore à des causes interstitielles, à des troubles nutritifs qui exagèrent la formation de l'urée dans les tissus.

L'urée qui ne peut s'échapper par les émonctoires s'accumule plus ou moins passagèrement dans le sang, qui arrive parfois à en contenir une proportion très supérieure à la normale. Cet excès du taux de l'urée sanguine est surtout prononcé dans l'urémie, à tel point que ce taux est, dans certains cas décuplé ; mais il n'est certainement pas la cause de l'urémie : on doit plus justement le considérer comme le témoin de la rétention d'autres corps plus toxiques.

Les conséquences de cet excès d'urée dans le sang sont plutôt d'ordre physique. Il tend à augmenter la concentration du sang, et, par l'effet de la dilution régulatrice qui survient alors, à en accroître la masse, ainsi qu'à élever la pression vasculaire.

Puis, toujours par le fait des phénomènes régulateurs, une dérivation peut se produire du sang vers les tissus et cette dérivation provoque une série de phénomènes secondaires.

L'urée entraîne avec elle l'eau chlorurée : d'où la rétention secondaire d'une certaine quantité de chlorures, capable de produire l'hydratation saline des tissus, de se traduire par l'augmentation du poids du corps et d'aboutir enfin à l'œdème. Si le taux de l'urée s'élève dans les liquides qui baignent les cellules, la nutrition des tissus peut être plus ou moins troublée, car l'urée, bien que peu toxique, est néanmoins plus nuisible pour les éléments anatomiques que le chlorure de sodium, au même degré de concentration. Peut-être aussi résulte-t-il de cet encombrement des tissus par l'urée un ralentissement dans la production de cette substance et une élaboration moins avancée des molécules protéiques, c'est-à-dire une formation de corps azotés à plus grosses molécules et à toxicité plus forte.

Lorsque cesse la rétention, les tissus se déchargent de leur excès d'urée dans le sang, et celui-ci s'en décharge à son tour dans l'urine. Les conséquences de la rétention prennent alors également fin, notamment la rétention secondaire des chlorures, et l'on voit ainsi la crise chlorurique suivre la crise azoturique. Les médicaments diurétiques peuvent produire ces décharges critiques, et l'urée elle-même en est parfois capable, ce qui justifie son emploi thérapeutique, sous la condition expresse de surveiller attentivement les éliminations urinaires.

Toute cette série de phénomènes biologiques auxquels donne lieu l'excès d'urée, rappelle de près ceux qui résultent de l'excès des chlorures. Il y a néanmoins des différences qui tiennent à l'adaptation de l'organisme, au rôle différent de ces deux corps. Tous deux, en tant que molécules dissoutes à un certain degré de concentration dans les humeurs, sont des générateurs d'énergie physique : suivant le taux de leur dissolution, ils font varier la pression osmotique des humeurs, leur masse, et la tension vasculaire. Seulement, le chlorure de sodium, par son abondance dans la plupart des milieux et par la petitesse de ses molécules, à laquelle ses solutions doivent une pression osmotique relativement plus forte que celle des autres principes normaux de l'organisme, possède sous ce rapport plus de puissance. On est donc en droit de dire que l'action physique de ces deux corps s'exerce dans le même sens et produit des effets analogues, mais avec une différence très appréciable de degré. Ces différences, toutefois, n'impliquent pas que l'excès d'urée ne puisse jouer un rôle important dans la pathogénie de divers troubles morbides, car la plupart des forces mises en jeu dans l'accomplissement des actes biologiques tirent leur puissance bien moins de leur intensité que de la continuité de leur action.

Une différence plus importante entre l'urée et le chlorure de sodium consiste en ce que la première de ces substances est pour les éléments anatomiques moins inoffensive que la seconde. Elle jouit en outre de propriétés cytolytiques spéciales qui autorisent à lui accorder une importance particulière dans la production de lésions parenchymateuses, particulièrement en ce qui concerne le foie.

L'urée est un déchet dont l'organisme se hâte de se débarrasser ; il n'en tolère donc dans ses humeurs qu'une proportion minime, et des traces en sont déjà de trop. Le chlorure de sodium, au contraire, bien qu'inassimilable comme l'urée, est une substance utile et même indispensable : l'organisme n'en rejette que l'excédent, mais en conserve soigneusement dans ses milieux nourriciers une abondante provision, qui atteint numériquement les 2/3 des molécules dissoutes.

Grâce à cette abondance et à la petitesse de ses molécules, le chlorure de sodium est la substance le plus facilement échangeable à travers les membranes vivantes. C'est le corps le plus aisément mobilisable, soit pour rétablir dans les humeurs le degré normal de la concentration moléculaire, soit pour ramener la composition des milieux à un état plus favorable à la vie cellulaire. Aussi est-il la substance régulatrice par excellence, celle qui agit le plus efficacement pour rétablir dans l'organisme l'équilibre physico-chimique. C'est précisément à ce titre qu'il intervient dans les cas de rétention d'urée.

CONCLUSIONS

I. — L'urée de l'urine est excrétée par la cellule rénale, son élimination est liée directement à la valeur fonctionnelle du rein. On peut donc opposer à la rétention des chlorures, phénomène d'ordre général siégeant dans les tissus, la rétention de l'urée dont la cause est surtout locale et siège dans le rein.

II. — La rétention de l'urée peut être mesurée : soit par le rapport entre le taux de l'urée du sang et des urines, procédé de Gréhant, précis mais délicat, soit par l'épreuve clinique d'azoturie alimentaire.

III. — La rétention de l'urée s'observe dans les affections aiguës ou chroniques particulièrement lorsqu'elles modifient la perméabilité rénale, elle se traduit par une augmentation du taux de l'urée de l'organisme et lorsqu'elle prend fin par des décharges urinaires donnant lieu à une crise azoturique souvent indépendante de la crise chlorurique.

IV. — L'accumulation de l'urée dans l'organisme modifie la concentration des humeurs et du sang, en particulier elle peut jouer un rôle dans la production des œdèmes en déterminant une rétention secondaire des chlorures.

Elle exerce une action nuisible sur les tissus en raison de propriétés cytolytiques spéciales.

Elle est en outre le témoin de la rétention d'autres substances albuminoïdes toxiques.

V. — La diète d'azote aide l'organisme encombré à se débarrasser de son excès d'urée.

Le régime amylacé déchloruré est le régime de choix des imperméabilités rénales s'accompagnant d'une rétention de l'urée.

Il agit sur la rétention de l'urée comme sur la rétention chlorurée et possède, en outre, un pouvoir diurétique très net.

Il est préférable dans ces cas au régime lacté encore plus riche en albumine qu'en chlorures.

INDEX BIBLIOGRAPHIQUE

1. **Hugounenq**. — *Bulletin Acad. des sciences,* 20 mai 1901.
2. **Schutzemberger**. — *Dictionnaire de chimie.*
3. **A. Gautier**. — *Leçons de chimie biologique.*
4. **Waller**. — *Éléments de physiologie humaine*, trad. Herzen.
5. **Morchoisne**. — *Des variations physiologiques du rapport azoturique* Th. Paris, G. Steinheil, 1904.
6. **Schittenhelm**. — Sur la formation et la destruction de l'acide urique dans les extraits d'organe de bœuf et sur le ferment uricolytique. *Zeits f. physiol. Chemie*, volume XLV, n° 1 et 2, p. 121 et 161.
7. **Prevost** et **Dumas**. — *Arch. Chimie et Physiolog.*, 1823.
8. **Rommelaere**. — Contribution à l'hist. médicale de l'urée. *Annales de l'Université de Bruxelles* (Fac. de Méd., 1880).
9. **Brouardel**. — *L'urée et le foie.*
10. **Cyon**. — *Schmidts Jahresbuch*, T. CLII.
11. **Von Schroeder**. — *Arch. für exp. Pharm.*, 1882.
12. **Roger**. — *Revue gén. des Sciences*, 1894.
13. **Von Meister**. — *Ziegler's Beitrage zur path. Anat.*, t. XV, p. 1 et 119.
14. **Dumas**. — *Traité de Chimie.*
15. **Wurtz**. — *Compte-rendu Acad, des Sciences*, 1869.
16. **Kauffmann**. — Recherches sur le lieu de form. de l'urée. *Arch. de Physiologie,* 1896.
17. **Nencki Pawlow** et **Zaleski**. — Richesse du sang et des organes en Ammoniaque, *Arch. des sciences biologiques, Pétersbourg*, 1895.
    Et **Nencki** et **Pawlow**. — Lieu de formation de l'urée dans l'organisme des mammifères. *Arch. für experim. Pathol. in Pharm.*, 1897.
18. **Maurel**. — *Soc. de Biologie,* 23 avril 1904.
19. **J. Renaut**. — Pouvoir secrétoire et signification glandulaire des épithéliums des tubes contournés du rein. *Bulletin de l'Acad. des Sciences,* 22 déc. 1903.
20. **Ch. Achard** et **Loeper**. — Sur la rétention des chlorures dans l'organisme au cours de certains états morbides. *Soc. de Biologie,* 23 mars 1901.

21. **Ch. Achard** et **Paisseau**. — Elimination comparée du chlorure de sodium et de l'urée simultanément injectés. *Arch. de méd. expériment.*, janvier 1905.

22. **Ch.Achard** et **L. Gaillard**. — Expériences sur les troubles de la régulation osmotique. *Arch. de méd. expérimentale*, nov. 1905, p. 669.

23. **J. Castaigne** et **F. Rathery**. — Action exercée *in vitro* par les solutions de chlorure de sodium sur l'épithélium rénal *Arch. de méd. expériment.*, sept. 1903, p. 669.

24. **Ch. Achard** et **L. Gaillard**. — Rétention locale des chlorures provoquée par l'injection d'autres substances. *Arch de méd. expériment.*, janv. 1904, p. 40.

25. **Ch. Achard** et **L. Gaillard**.— Influence de quelques actions nerveuses sur les échanges osmotiques. *Soc. de Biologie*, 12 nov. 1904, p. 387 et *loc. citat. Arch. de méd.*, nov. 1905.

26. **Roger**. — Variations quotidiennes de l'urine et de l'urée. *Arch. de Physiologie*, 1895.

27. **Paul Bert**. — *Soc. de Biologie*, 1878.

28. **Darier**. — *Recherches cliniques et expérimentales sur les variations de l'urée*, Thèse de Paris, 1883.

29. **Loeper**. — *Le mécanisme régulateur de la composition du sang*, Thèse de Paris, G. Steinheil, 1903.

30. **Nobécourt** et **Bigart**. — *Société de Biologie*, 1902.

31. **Kauffmamn**. — Dosage de l'urée dans les tissus et dans le sang. *Société de Biologie*, 1894.

32. **Kornblum**. — Ueber die Auscheidung des Stickstoffs bei Nierenkrankeiten des Menschen in Verhaltnis zur Aufnahme desseleben. *Arch. f. path. anat. Physiol.*, 1892, CXXVII. 3.

33. **Ch. Achard** et **Paisseau**. — Rétention de l'urée dans l'organisme malade. *Sem. médicale*, 6 juill. 1904.

34. **Grehant**. — Mesure de l'activité physiologique des reins par le dosage dans le sang et dans l'urine. *Journ. de phys. et de path. générale*, janv. 1904.

35. **Widal** et **Javal**. — L'indice de rétention uréique chez les Brightiques.*Société de Biologie*, 22 oct. 1904. *Sem. médicale*, 1904, et la rétention de l'urée dans le mal de Bright. *Sem. médicale* 1905, p. 313.

36. **Nicloux**. — Injection de glycérine dans le sang. Elimination par l'urine, *Société de Biologie*, 4 juill. 1903.

37. **Ch. Achard** et **G. Paisseau**, — L'élimination comparée du bleu de méthylène et de l'urée. *Soc. de Biologie*, 28 mai 1904.

38. **Ch. Achard** et **Clerc.** — L'épreuve du bleu de méthylène, *Soc. médicale des Hôpitaux*, 2 fév. 1900.

39. **Achard et Clerc.** — L'élimination des doses répétées de bleu de méthylène. *Soc. méd. Hôp.*, 30 mars 1900.

40. **Charvot.** — *Température, pouls, urines dans la crise et la convalescence de quelques pyréxies.* Thèse, Paris, 1871.

41. **Fouilhoux.** — *Essai sur les variations d'urée.* Thèse, Paris, 1874.

42. **Du Castel.** — Thèse agrégation, 1878.

43. **Fournier.** — *Des variations de l'urée dans quelques maladies fébriles.* Thèse Paris, 1885.

44. **Hache.** — Variations comparées des chiffres de l'urée de l'urine. *Union méd du N. O.*, 1893.

45. **H. Strauss.** — *Die chronischen nierenentzündungen in ihrer Einwirkung auf die Blutflüssigkeit and deren Behandlung*, Berlin, 1902.

46. **Huppert.** — Ueber den Sticksstofumsatz bei Febris recurrens. *Arch. der Heilkunde*, 1869, p. 103.

47. **C. Engel.** — Ueber die antifebrile und antizymotische Wirkung des Antipyrin; ein Beitrag zur Lehre von der Entfieberung. In *Mitteilungen aus der medic. Klinik,* zu Würtzburg, 1886.

48. **Fr. Muller.** — Stoffwechseluntersuchungen bei Carcinomkranken. *Verhandlungen des 8. Congresses für innere Med.*, 1889, p. 396, et *Sem. méd.*, 1899, p. 139.

49. **N. Swenson.** — Stoffwechselversuche an Reconvalescenten *Zeitschrift f. klin. Med.*, 1901, XLIII, 1-2.

50. **Chabrie.** — *Contribution à l'étude expérimentale de la fonction du rein*, Thèse de Paris, G. Steinheil, 1892.

51. **Albarran.** — *Exploration des fonctions rénales*, Paris, 1905.

52. **Ambard.** — Les *rétentions chlorurées dans les néphrites interstitielles*. Thèse, Paris, 1905.

53. **Ch. Achard.** — Le mécanisme régulateur de la composition du sang. *Presse médicale*, 1901.

54. **Debove** et **Dreyfouss.** — Contribution à l'étude de l'anurie et de l'urémie. *Soc. méd. des Hôp.*, nov. et déc., 1879.

55. **E. Barié.** — De la stomatite urémique. *Arch. gén. de Médecine*, oct. et déc. 1889.

56. **Richet** et **Moutard-Martin.** — Contribution à l'étude de l'action physique de l'urée. *Gaz. hebd.*, 1881.

57. **Renon.** — Sialorrhée intermittente au cours de l'urémie lente. *Soc. méd. des Hôp.*, mai 1898.

58. **P. H. Nysten.** — *Recherches de physiologie et de chimie path.*, p. 263, Paris, 1811.
59. **Fernet.** — Oligurie, anurie hysterique et vomissements. *Société méd. des Hôp.*, 1873.
60. **Picart.** — Thèse, Strasbourg, 1856.
61. **Grehant** et **Quinquaud.** — Sur la distribution de l'urée dans le sang. *Société de Biologie*, 1884.
62. **Kauffmann.** — Dosage comparatif de l'urée dans le sang artériel, et de la circulation générale. *Soc. de Biologie*, 1894.
63. **Picard.** — Recherches sur les quantités d'urée du sang. *Journal de l'Anatomie et de la Phys.*, 1881, p. 530.
64. **Meige.** — *Recherches sur les variations de l'urée du sang.* Thèse, Paris, 1885.
65. **Quinquaud.** — *De l'urée.*
66. **Debove.** — *Société méd. des Hôp.*, 1883.
67. **Debove, Dreyfouss** et **Yvon.** — *Union méd.*, 1880.
68. **Von Jacksch.** — *Festschrift für Leyden*, t. I, p. 199 *et Zeitsch f. l'Heilkunde* 1890-XI, p. 415.
69. **Carle Comba.** — *La clinica medica Italiana*, 1899.
70. **Boy-Tessier** et **Rouslacroix.** — La valeur des sérosités d'œdème au point de vue bio-chimique. *Presse méd.*, 27 sept. 1902.
71. **Ulrici.** — Ueber den Harnstoffgehalt von Transsudaten et Exsudaten. *Centralblatt. f. inn. Med.*, 18 avril 1903.
72. **Widal** et **Froin.** — L'urée dans le liquide céphalo-rachidien des brightiques. *Soc. de Biol.*, 22 oct. 1904.
73. **Cl. Bernard** et **Bareswill.** — *Arch. gén. de Médecine*, 1847.
74. **Voit.** — *Zeitschrift f. Biol.*, 1868.
75. **Ch. Achard** et **Loeper.** — Sur la concentration moléc. du sérum, après suppression de l'éliminat. rén. *Soc. de Biol.*, 15 mars 1902.
76. **Fleischer.** — *Congrès de Wiesbaden*, 1885.
77. **Lesné** et **Richet** fils. — *Arch. int. de Pharm. Dyn.*, 1903.
78. **Grehant** et **Quinquaud.** — L'urée est un poison. Mesures de la dose toxique dans le sang. *Bull. Acad. des Sc.*, 1884.
79. **Achard** et **Paisseau.** — Sur quelques effets phys. de la rétention de l'urée dans l'organ. malade. *Soc. de Biol.*, 25 juin 1904.
80. **Ch. Achard.** — Sur la recherche de la rétention des chlorures. *Soc. méd. des Hôp.*, 9 octobre 1903.
81. **Ambard** et **Baujard.** — Hypertension artérielle et rétention chlorurée. *Soc. de Biologie*, 20 février 1904.
82. **Ustimowitch.** — *Med. Phys. Kl.*, 1870, page 430.

83. **Chiaruttini**. — *Revista veneta di scienze med.*, t. 20.
84. **Voit** et **Oertel**. — *Zeitschrift für Biol.*, IV, p. 116.
85. **Ambard**. — Du rôle de quelques lymphagogues dans les œdèmes et les rétentions. *Sem. méd.*, 5 octobre 1904.
86. **Heidenhain**. — Versuche und Fragen zur Lehre von der Lymphbildung. *Arch. f. die gesammte Phys.*, 1895. Neue Versuche über die Aufsangung in Dünndarn. *Arch. f. die gesammte Phys.*, 1894.
87. **Ch. Achard, L. Gaillard** et **G. Paisseau**. — Sur les effets des injections massives de solutions diversement concentrées, *Arch. de médec. expériment.*, janvier 1905, et la pression osmotique et les éliminations urinaires. *Soc. de Biologie*, 6 mai 1905.
88. **Ch. Achard, Laubry** et **Thomas**. — Sulfaturie, injections salines sulfatées. *Soc. méd. des Hôp.*, 2 mai 1902.
89. **Laubry**. — *Etude et interprétation de quelques phénomènes critiques morbides*, Thèse, Paris, G. Steinheil, 1903.
90. **Ch. Achard** et **Loeper**. — *Société de Biol.*, 23 mars 1901.
91. **Widal** et **Lemierre**. — Pathogénie de certains œdèmes brightiques. Action du chlorure de sodium ingéré. *Soc. méd des Hôp.*, 3 juill. 1903.
Widal. — La rétention rénale des chlorures et la pathogénie de l'œdème brightique, *Soc. méd. des Hôp.*, 31 juillet 1903.
92. **Dufour**. — *Soc. méd. des Hôp.*, 12 juin 1903.
93. **Ch. Achard** — Rétention des chlorures et pathogénie de l'œdème brightique. *Soc. méd. des Hôp.*, 31 juillet 1903.
94. **Maurice Raynaud**. — Thèse, Lyon, 1903.
95. **Hutinel**. — Anasarque dans l'entéro-colite grave des jeunes enfants. *Revue des Mal. de l'enfance*, juillet 1904.
96. **Beco**. — Les régimes déchlorurés. *Rapport Congrès de Liège*, 1905, C. R., p. 261.
97. **Castaigne**. — *Le rôle du rein dans la rétention chlorurée.* (Congrès de Liège).
98. **Pigache**. — *Essai sur la pathogénie chimique de l'œdème*, Thèse, Lyon, 1905.
99. **Garnier** et **Sabaréanu**. — Des modifications du poids au cours de la variole. *Revue de Méd.*, juillet 1904.
Des modifications du poids au cours de la pneumonie. Importance de la rétention d'eau dans les affections aiguës. *Soc. de Biol.*, juin 1904.
100. **Calugaréanu**. — Phénomènes de plasmolyse observés dans les cellules cartilagineuses. *Soc. de Biologie*, 7 mars 1903.

Castaigne et **Rathery**, *Loc. citat.* et **Rathery**. *Le Tube contourné du rein.* Thèse, Paris, G. Steinheil, 1905.

Achard et **Loeper**. Résistance cellulaire aux solutions isotoniques de diverses substances. *Soc. de Biol.*, 26 mars 1904.

Achard et **Paisseau**. — Altérations cellulaires produites par les grandes injections de solutions hypotoniques et hypertoniques, *Soc. de Biol.*, 26 mars 1904.

101. **Gryns**. — *Pflügers, Arch.*, 1896.

102. **Hardouin**. — *Annales de dermatologie et de syphiligraphie*, nov. 1900.

103. **Gouget**. — Des altérations hépatiques dues à l'imperméabilité rénale. Rôle de l'urée. *Soc. de Biol.* 1901 et *Pr. Méd.*, 11 jan. 1902.

Hanot. — Gros foie dans le mal de Bright. *Arch. gén. de*
104. *Méd.*, déc. 1888.
Gaume. — *Foie brightique.* Thèse, Paris, G. Steinheil, 1889.

Ebstein. — *La goutte*, trad. Chambard, Paris, 1889,

Monari. — *Sperimentale*, 1897.

105. **Lichtenstein**. — *Ueber die Wirkung des Circulirenden*
106. *Harnstoffes auf die thierischen Organismus.* Inaug. Dissert. Berlin, 1881.

Aporti et **Plancher**. — *Morgani*, 1901.

107. **Ch. Achard** et **G. Paisseau**. — Tonolyse cellulaire par injections massives de solutions diversement concentrées. *Arch. de méd. expériment.* Juillet 1905.

108. **Nobécourt et Vitry**. — *Société de Biologie*, 16 avril 1904.

109. **Loeper**. — Dilution sanguine des polyuries. *Pr. Méd.*, mai 1903.

110. **Widal**. — Les régimes déchlorurés. *C. Rendu congrès de Liège*, 1905, p. 181.

111. **Bartels**. — *Maladie des reins*, trad. française, 1884.

112. **Kostevitch**. — *Roussky Vratch*, 1903.

113. **Merklein** et **Heitz**. — *Société médicale des hôpitaux*, 15 et 22 janv. 1904.

114. **Hirtz** et **Lemaire**. — *Société médicale des hôpitaux*, 3 juin 1904.

115. **Ch. Achard** et **Ramond**. — *Société médicale des hôpitaux*, 14 octobre 1904.

116. **Eichorst**. — Délires toxiques dans les maladies du cœur. *Deuts. Medic. Wochenschrift*, juin 1898.

117. **Chauffard**. — Recherches de Phys. Pathol. dans un cas d'ictère infect. *Semaine méd.* 1900, p. 119.

118. **Ch. Achard** et **Laubry**. — Crises chloruriques et dosage des chlorures urinaires. *Soc. Méd. des Hôp.*, 20 juin 1902.
119. **Acher-Dubois**. — *La fréquence du pouls et de l'élimination urinaire, dans la fièvre typhoïde.* Thèse, Paris, 1904.
120. **R. Labbé**. — *Le syndrôme urinaire dans scarlatine et diphtérie de l'enfance.* Thèse, Paris, 1903.
121. **Nobécourt-Leven et Merklen**. — Le poids et les urines dans la rougeole. *Revue mens. des maladies de l'enfance*, décembre 1903.
122. **Ch. Achard**. — *Le rôle du sel en pathologie.* Monographie clin. 1er nov. 1904.
123. **Widal** et **Javal**. — La dissociation de la perméabilité rénale pour le chlorure de sodium et de l'urée dans le mal de Bright. *S. de Biologie*, 19 déc. 1903.
124. **Widal** et **Javal**. — La chlorurémie et la cure de déchloruration dans le mal de Bright. Etude sur l'action déchlorurante de quelques diurétiques. *Presse méd.*, 7 octobre 1903.
125. **Segalas** et **Vauquelin**. — *Acad. Roy. de Méd.*, 13 août 1822.
126. **Sobieranski**. — *Berlin. klin. Wochens.*, 8 janvier 1894 et 12 octobre 1896.
127. **Abeles**. — *Sitzungsberg der K. K. Wiener Acad.*, avril 1883.
128. **Cavazzani** et **Rebastello**. — *Arch. It. de Biol.*, 15, p. 181 et *Rif. Med.* 1891.
129. **Dion**. — *L'urée, son emploi comme diurétique.* Thèse Bordeaux, 1898.
130. **Friedrich**. — *Magyar Orvosi Arch.*, 1892.
Ueber die diuretische Wirkung des Harnstoffs. *Arch. für. Med.*, 1896.
131. **Klemperer**. — Zur Behandlung des Lebercirrhose-Harnstoffs, als Diureticum. *Berlin, klin. Wochens*, 6 janvier 1896, 11 mai 1896.
Deutsche med. Woch., 19 novembre 1896.
132. **Beckert**. — L'urée comme diurétique. *Prag. Med. Woch.*, 14 janv. 1897.
133. **Schlesinger**. — *Club méd. de Vienne*, 1897.
134. **Foutran**. — *Therapeut. Mon.*, 1898.
Bignone. — *Clinica de l'hop. Galliene*, 1896.
Bettmann. — *Berlin, klin. Woch.*, déc. 1896.
Setti. — *Gazetta d'Hospedati et d. Clin. Milan*, nov. 1897.
135. **Lamy** et **Meyer**. — A propos de l'action diurétique des sucres. *Soc. de Biologie*, 19 octobre 1904.

136. **Cantonnet.** — *Archives d'ophtalmologie*, janvier 1904.

137. **Ch. Achard** et **Paisseau.** — Action comparative du régime carné et du régime amylacé sur la rétention des chlorures et de l'urée. *Société médicale des hôpitaux*. Juillet 1904 et *Tribune médicale*, 23 juillet 1904.

138. **Ernberg.** — Etude sur la néphrite chronique au point de vue de l'élimination de l'azote. *Nord-Medik ark*. XXXVIII, p. 182.

139. **Marcel Labbé.** — Les échanges osmotiques en biologie. *Rev. d. Med.*, sept. 1904.

TABLE DES MATIERES

Pages

INTRODUCTION 7

CHAPITRE PREMIER. — **L'urée** 11
§ 1er. — Origine de l'urée...................... 12
§ 2. — Lieu de formation de l'urée 16
§ 3. — Technique du dosage de l'urée 19

CHAP. II. — **Elimination de l'urée** 22
§ 1er. — Elimination physiologique de l'urée..... 22
§ 2. — Etude expérimentale de l'élimination de l'urée comparée à celle du chlorure de sodium 27
a) Influence de la concentration des solutions 28
b) Influence d'une dérivation interne de cause osmotique 35
c) Influence de l'anesthésie 37
d) Influence des lésions rénales........... 40

CHAP. III. — **Recherche de la rétention de l'urée** . 53
§ 1er. — Variations physiologiques de l'élimination de l'urée 53
§ 2. — Recherche de la perméabilité rénale à l'urée 59

CHAP. IV. — **Causes pathologiques de la rétention de l'urée**.................................. 66
§ 1er. — La rétention de l'urée dans les maladies aiguës........................ 66
§ 2. — La rétention dans les maladies chroniques 71
§ 3. — La rétention de l'urée dans les lésions unilatérales des reins 82

Pages

CHAP. V. — **Les variations du taux de l'urée dans l'organisme en état de rétention** 85
§ 1er. — Elimination de l'urée par les voies accessoires 86
§ 2. — Modifications du taux de l'urée du sang.. 88
§ 3. — Modifications du taux de l'urée dans les tissus............................ 93
§ 4. — Vérification expérimentale............. 98

CHAP. VI. — **Conséquences de la rétention de l'urée** 107
§ 1er. — Action sur la concentration............ 109
§ 2. — Action sur la pression artérielle 110
§ 3. — Le rôle de l'urée dans la production de l'œdème......................... 113
§ 4. — Action sur les tissus................. 130

CHAP. VII. — **Les crises azoturiques**.............. 144
§ 1er. — Crise azotémique..................... 144
§ 2. — Crise azoturique 149
§ 3. — Caractères de la crise azoturique 158

CHAP. VIII. — **Considérations thérapeutiques**..... 160
§ 1er. — Rôle diurétique de l'urée............... 160
§ 2. — Le régime hypozoaté.................. 171
Conclusions 189

Le Mans. — Imprimerie Monnoyer. — 1-1906.

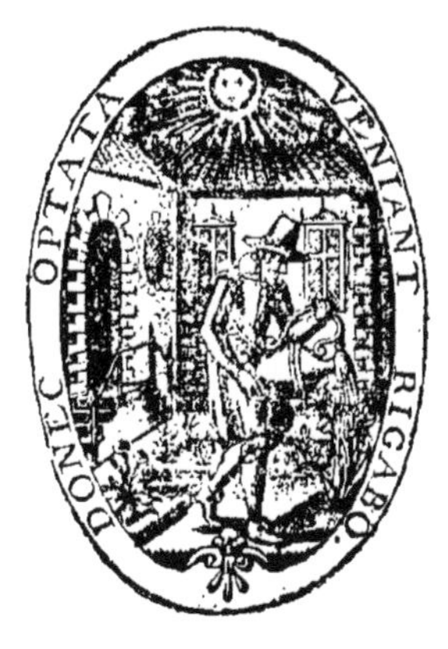
DONEC OPTATA VENIANT RIGABO

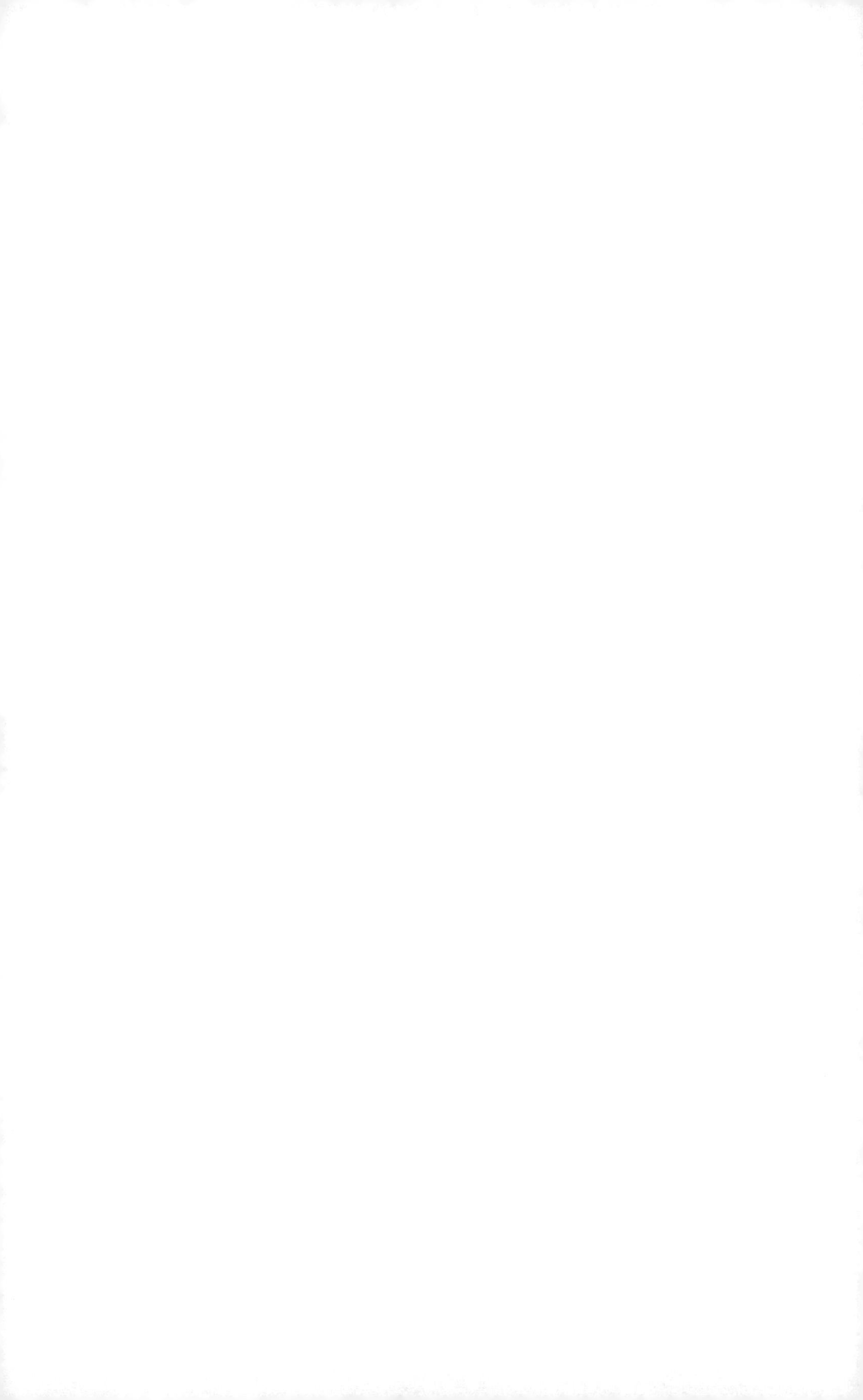

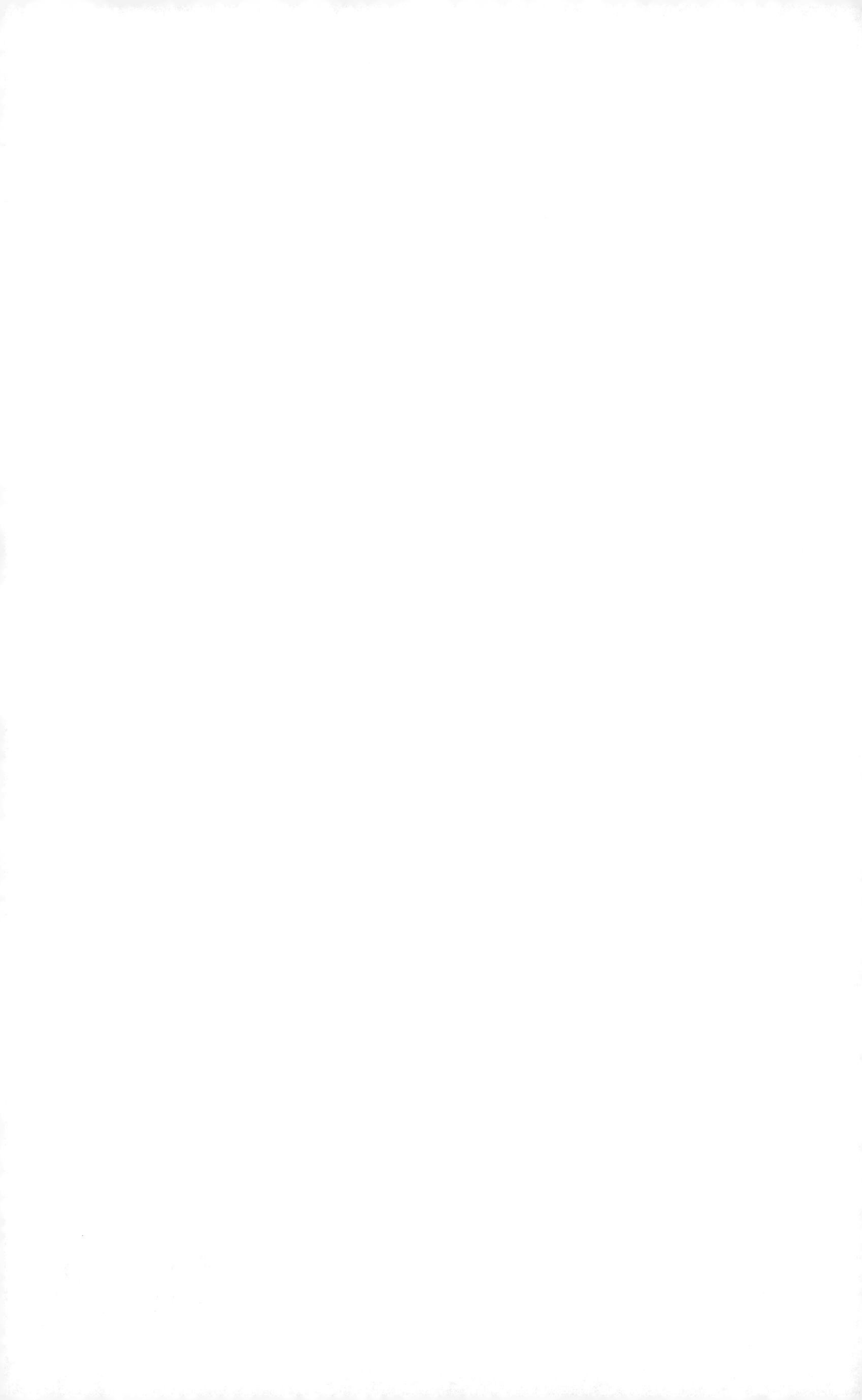

www.ingramcontent.com/pod-product-compliance
Ingram Content Group UK Ltd.
Pitfield, Milton Keynes, MK11 3LW, UK
UKHW012214240726
13966UKWH00003B/758

9 782011 765505